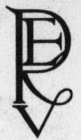

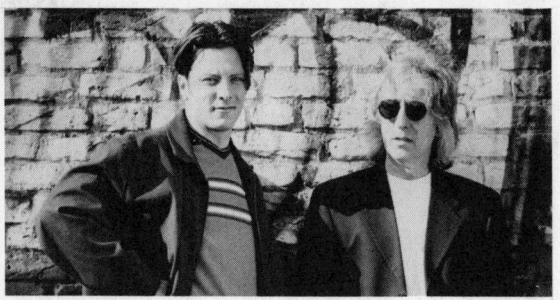

Patrick Walder, 1967 in Zürich geboren, ist Herausgeber und Co-Autor der Bücher «Ecstasy» (1994) und «Techno» (1995); beide erschienen im Verlag Ricco Bilger, Zürich. Er lebt in Berlin und arbeitet als Redakteur beim Fernsehmagazin «liebe sünde – journal zur sexualität».

Günter Amendt, 1939 in Frankfurt am Main geboren, ist Sozialwissenschaftler und Publizist. Er veröffentlichte u. a. «Sucht Profit Sucht. Zur politischen Ökonomie des Drogenhandels» (1972), «Haschisch und Sexualität» (1974), «Der große weiße Bluff. Zur Drogenpolitik der USA» (1985) und «Die Droge der Staat der Tod. Auf dem Weg in die Drogengesellschaft» (1992). Er lebt als freischaffender Autor in Hamburg.

Patrick Walder/Günter Amendt

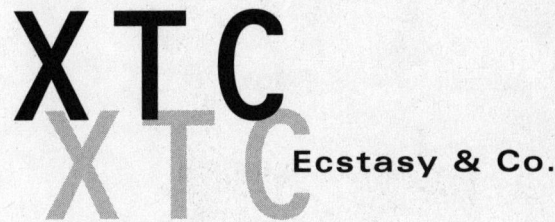

XTC
XTC Ecstasy & Co.

Alles über Partydrogen

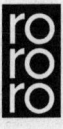

Rowohlt

16.– 23. Tausend August 1997
Originalausgabe
Veröffentlicht im
Rowohlt Taschenbuch Verlag GmbH,
Reinbek bei Hamburg, Juni 1997
Copyright © 1997 by
Rowohlt Taschenbuch Verlag GmbH,
Reinbek bei Hamburg
Alle Rechte vorbehalten
Lektorat Heike Wilhelmi
Umschlaggestaltung Alfred von Meysenbug
Autorenfoto Copyright
© 1997 by Thomas Räse
Satz Sabon PostScript auf Apple Macintosh,
QuarkXPress 3.32
Gesamtherstellung Clausen & Bosse, Leck
Printed in Germany
1290-ISBN 3 499 60425 6

Inhalt

"Just Say Know"

Ecstasy und andere Partydrogen sind – so wie sie heute gebraucht werden – vor allem eins: Doping für Körper und Geist. Man will mehr erleben in kürzerer Zeit. Spaß haben auf der Party. Fit und happy sein, wie es von uns verlangt wird. Intensiver leben. Länger tanzen. Mehr Sex haben. Immer schneller, härter, weiter – breiter. Dieser Leistungsdruck, der neben der Arbeitswelt längst auch den Freizeitbereich erfaßt hat, ist nicht durch Drogen in Gang gebracht worden. Drogen sollen bloß helfen, ihm standzuhalten – was auf Dauer nur schiefgehen kann.

Wer Drogen kennt, öfters ausgeht und sich ins Nachtleben einer x-beliebigen europäischen Stadt begibt, wird immer wieder eine Beobachtung machen: Der Gebrauch von Partydrogen nimmt ein Ausmaß an, das erschreckend ist – offenbar aber nicht abschreckend wirkt. Ursache für den Mißbrauch ist vor allem das fehlende Wissen der Konsumentinnen und Konsumenten über Wirkung, Eigenarten und Risiken von Drogen. Wo und von wem hätten sie auch lernen können, wie Drogen richtig anzuwenden und zu dosieren sind? Diese Hilflosigkeit und eine Maßlosigkeit, die immer häufiger auch zu gefährlichem Mischkonsum führt, hat uns motiviert, dieses Buch zu schreiben.

Maßloser Konsum ist nicht das Problem der Partyszene allein. Die Gesellschaft steht ihr mit Konsumismus und Kaufrausch in nichts nach. Doch das Verbot der Droge hat zur Folge, daß Informationen über sie nur schwer erhältlich sind. Gerade jene Kreise, die Drogen wie Ecstasy für besonders gefährlich halten und sie verteufeln, verweigern den Konsumenten die notwendige Aufklärung, Hilfe und Beratung.

Zwar ist über Ecstasy & Co. in den letzten Jahren viel und

ausgiebig berichtet worden. Doch eines fehlt noch immer: ein Buch, das sich nicht nur an allgemein Interessierte, sondern direkt auch an die Konsumentinnen und Konsumenten dieser Drogen wendet, um sie leichtverständlich und sachlich aufzuklären. «Ecstasy & Co» soll diese Lücke füllen – als eine Art Beipackzettel zu Partydrogen: Das Wichtigste in Kürze über Geschichte, Wirkung und Gefahren.

Wenn wir über Ecstasy berichten, schreiben wir weder von «Partysmarties» noch von «Todespillen». Und der Begriff «Partydrogen» meint keineswegs, daß die Party einfach abgeht, wenn man eine dieser Drogen konsumiert. Der Begriff bezeichnet Substanzen, die häufig beim Ausgehen und zum Tanzen genutzt werden – nicht mehr und nicht weniger. Moden kommen und gehen, Szenen entstehen und veschwinden – die Drogen aber bleiben. Ecstasy & Co. werden auch dann noch Themen sein, wenn von Techno und Rave längst niemand mehr spricht.

Drogen machen Spaß, und Drogen sind gefährlich. Dieses Buch verleugnet weder das eine noch das andere. Das oberste Gebot beim Schreiben über Drogen ist Nüchternheit. Wir verurteilen jede Art von Schwarzmalerei ebenso wie jede guruhafte Werbung für Drogen. Wir haben nichts zu verbieten, wir haben nichts zu verkaufen. Wir fordern niemanden auf, Drogen zu nehmen.

Wer aber weiterhin stur auf das Drogenverbot setzt und glaubt, man könne Jugendliche mit Sprüchen wie «Just Say No» (Sag einfach Nein) vom Drogenkonsum abhalten, redet und handelt völlig an der Realität vorbei. Anstatt auf hohle Anti-Drogen-Propaganda setzen wir auf Aufklärung. Alle, die Drogen nehmen, sind mit der Aufforderung «Just Say Know» (Wisse einfach Bescheid) besser beraten.

Wir wissen, worüber wir schreiben. Wir kennen Drogen nicht nur aus eigener Erfahrung. Drogen, Drogenpolitik und Drogenszene sind seit Jahren Thema unserer Arbeit – aus unterschiedlichen Perspektiven. Als Sozialwissenschaftler und Publizist sowie als Journalist haben wir beide über Drogen publiziert

– auch über Ecstasy. In dieses Buch bringen wir unsere Sachkenntnis ebenso ein wie unsere Szenekenntnis. Wir stützen uns auf eigene Beobachtungen wie auf die wissenschaftliche Forschung anderer. Eine besondere Hilfe waren uns die kompetenten Veröffentlichungen von Nicholas Saunders, Artur Schroers und Eve & Rave. Wer das Thema vertiefen will, sollte bei ihnen weiterlesen.

«Ecstasy & Co.» klärt Drogenkonsumenten darüber auf, wie Risiken zu minimieren und Gefahren zu vermeiden sind. Ausführlich beschrieben und beispielhaft für andere Drogen behandelt wird die Droge Ecstasy; das Buch dient aber auch zum Nachschlagen über andere Partydrogen.

Patrick Walder & Günter Amendt

1. Wie Ecstasy wirkt

1. Wie Ecstasy wirkt

Erfahrungsbericht: Zu Hause

Als ich das erste Mal Ecstasy nahm, spürte ich zunächst nichts. Ich hatte kaum Ahnung von der Droge, und ich wußte nicht, was mich erwartet und wie es sich anfühlen wird. Ich saß abends in der Küche einer Freundin, und wir teilten uns eine Pille; sie kannte die Droge schon und führte mich sorgsam ein. Nach ungefähr einer Stunde, während wir am Tisch saßen und redeten, dachte ich plötzlich, vielleicht würde ich mich im Bett wohler fühlen. Es war mir etwas mulmig, und ich fröstelte leicht. Nachdem ich mich hingelegt und zugedeckt hatte, ging eine Welle von Wärme durch meinen Körper. Meine Freundin legte sich zu mir, und ich spürte ihre Nähe. Bald wurde mir richtig warm, ich fühlte mich weich und aufgelöst. ‹Genau so wie ein frisch hingelegter Kuhfladen auf einer Weide›, schoß es mir durch den Kopf. Eine feuchte und wohlige Wärme durchströmte meine Glieder. Doch dann veränderte sich das Körpergefühl wieder: Nun kam ich mir vor wie eine sich auf dem Stein sonnende Eidechse – trocken und heiß.

Ihr Körper neben mir fühlte sich gut an, vertraut und neu zugleich. Sie fragte mich nach meinem Befinden, und ich begann zu reden. Die Worte kamen langsam und ruhig aus meinem Mund, obwohl es mir schien, als würden sie einer Tiefe entspringen, zu der ich sonst kaum Zugang fand. Ich öffnete mich meiner Freundin und war erfüllt von Gedanken, die mir *alle* wertvoll erschienen. Es wurde mir bewußt, wie sehr ich sie liebe, aber auch, wie oft ich sie verletze.

Das Reden hatte eine sonst kaum erreichte Intensität. Und genauso konnte ich ihr zuhören. Wenn sie sprach, hing ich an ihren Lippen. Jedes Wort hatte seine Bedeutung, jede Aussage war richtig und nahm den Raum ein, der ihr gebührte. Das Gespräch hatte eine Intensität, als könnte ich ihr Innerstes fühlen und ihr zugleich mein Innerstes darbieten. Wir waren uns vertraut wie kaum je. Wir redeten über unsere Beziehung, die nicht gerade unter einem günstigen Stern stand, aber die Schwierigkeiten, die wir offen ansprechen konnten, schienen uns weder zu lähmen noch zu ängstigen.

Alles geschah in völliger Ruhe. Es gab kein Gefühl mehr für Zeit. Und es gab nichts mehr außerhalb von uns beiden in diesem Bett. Ich spürte ihren Körper, und sie machte mich an. Sie hatte eine starke erotische Ausstrahlung. Ihre Nähe war so deutlich, daß sie mich zeitweise fast überwältigte. Manchmal mußte ich tief atmen, eine Spannung lösen und still sein. Manchmal gab es kurze Momente von Nüchternheit und Trauer, von Schmerz und Angst, diese Nähe verlieren zu können. Manchmal waren wir nahe dran zu schmusen, aber die Vorstellung, miteinander Sex zu haben, blieb doch weit entfernt. Es hätte uns überfordert und wäre zuviel gewesen.

Das Überraschende an allem war: Ich fühlte mich genau so, wie ich mich eigentlich fühlen möchte: Das bin ich. Oder: So wäre ich eigentlich. Ich fühlte mich als Mensch: So ist das Leben. Oder: So müßte es eigentlich sein. Es war nichts Fremdes, nichts, das von außen kam, sondern von innen, und es fühlte sich echt an.

Irgendwann wurde es draußen hell, der Morgen kam, und wir wurden ruhiger, waren erschöpft. Wir standen am Fenster und schauten zu, wie sich die Farben des Morgens langsam aus dem Dunkeln lösten. So kamen wir zurück. Ich fühlte mich etwas melancholisch, trauerte der Nacht nach und war gleichzeitig erfüllt davon.

Drug, Set und Setting

Wie Ecstasy wirkt, ist gar nicht so einfach zu beschreiben, weil es jeder und jede immer wieder anders erleben kann und weil die Droge zum Teil gegensätzliche Wirkungen vereinigt. Entscheidend für die Wirkung einer bestimmten Substanz sind immer drei Faktoren: die Dosierung, die eigenen Erwartungen und die äußeren Umstände des Konsums. Diese drei Faktoren werden häufig Drug, Set und Setting genannt.

Drug (Dosierung)

Daß die Wirkung einer Substanz von ihrer Dosierung abhängt, ist eine ebenso simple wie uralte Einsicht. «Allein die Dosis macht, daß ein Ding kein Gift ist», heißt der bekannte Lehrsatz des mittelalterlichen Mediziners Paracelsus. Die Dosis bestimmt die Wahrnehmung, das Erleben und die Gefühle für die Dauer der Wirkung. Die übliche Dosis von Ecstasy liegt bei ungefähr 100 bis 120 Milligramm Wirkstoff (MDMA), das heißt bei ungefähr 1,5 Milligramm pro Kilo Körpergewicht. Doch spricht jede Person auf eine Substanz unterschiedlich an. In der Regel brauchen leichtgewichtige Menschen etwas weniger als schwergewichtige, Frauen etwas weniger als Männer, um die gewünschte Wirkung zu erreichen. So wie es ein Zuviel geben kann, also eine Überdosierung mit den entsprechenden unerwünschten Nebenwirkungen, so kann es auch ein Zuwenig geben, d. h., die erwünschte Wirkung bleibt aus.

Bei der Dosierung stellt sich ein großes Problem: Weil Ecstasy verboten ist und illegal hergestellt wird, wissen Konsumenten beim Kauf einer Pille nie, wieviel Wirkstoff darin enthalten ist. Sie wissen nicht einmal, ob sie überhaupt MDMA und nicht eine ganz andere Substanz erworben haben. Konsumentinnen und Konsumenten können sich vor Über- und Fehldosierungen nur schützen, indem sie die Pille «testen».

Set

Set bezeichnet die innere Einstellung, die Erwartung an die Drogenwirkung, die Stimmung bei der Einnahme und die Persönlichkeit des Konsumenten. Dieser Faktor bestimmt die Drogenwirkung nicht weniger als die Dosierung. Es ist entscheidend, wie man sich fühlt, wenn man die Droge nimmt, ob man eher traurig oder euphorisch, aufgeregt oder müde ist. Wichtig ist auch, welche Wirkung man sich verspricht beziehungsweise welche Wirkungen man vom Hörensagen erwartet. Wer Drogen gegenüber grundsätzlich skeptisch eingestellt ist und negative Erlebnisse erwartet, wird auch eher negative Erfahrungen machen. Alle besonderen Eigenschaften eines Menschen beeinflussen den Verlauf einer Drogenerfahrung. Jeder Konsument, jede Konsumentin muß wissen, daß nach der Einnahme der Droge nicht einfach ein bestimmter «Trip» abläuft oder eine bestimmte Drogenerfahrung programmiert ist. Beim Konsum von Ecstasy verliert man nicht die Kontrolle über sich und das, was man tut. Man kann den Trip selbstverantwortlich steuern und in bestimmte Richtungen lenken. Wer sich auf Ecstasy schlecht fühlt, macht allzuoft eine «schlechte» Pille dafür verantwortlich, anstatt die Gründe bei sich selbst zu suchen. Umgekehrt ist die Pille auch kein «Glücksbringer»: Auch die guten und positiven Erfahrungen kommen letztlich nur aus einem selbst. Man kann sagen, daß Ecstasy, wie viele andere Drogen auch, als Katalysator wirkt: Negative Grundstimmungen wie Angst, Schwäche, Nervosität werden durch Ecstasy eher verschlimmert, während positive Gefühle wie Freude und Lust intensiviert werden.[5]

Setting

Setting als dritter Faktor der Drogenwirkung bezeichnet die
äußeren Umstände des Konsums, etwa ob man eine Droge alleine oder gemeinsam mit anderen nimmt, zu Hause oder an einem öffentlichen Ort. Gemeint ist also das physische, soziale
und kulturelle Umfeld, in dem der Drogenkonsum stattfindet.
Wer auf Ecstasy einen Waldspaziergang unternimmt, wird völlig
andere Eindrücke sammeln als jemand, der sich an einem ruhigen Ort niederläßt, um sein Inneres zu erkunden. Und noch viel
deutlicher werden sich die Erfahrungen unterscheiden bei jemandem, der Ecstasy auf einer Party oder einem Rave nimmt,
wo viele unterschiedliche und oft intensive Sinneseindrücke auf
die Wahrnehmung einwirken. Rhythmisch repetetive und laute
Musik wie Techno, Laser, Stroboskop und Nebelwerfer, die vielen Menschen und das Tanzen allein können einen auch ohne
jede Droge in Trance versetzen. Auf Technoparties treten die
feinfühligen, nach innen wirkenden Eigenschaften der Droge
eher in den Hintergrund zugunsten einer anregenden, nach
außen orientierten Wirkung. Jede Veränderung des Umfeldes
wird andere Eigenschaften und Qualitäten hervorheben oder
wieder verschwinden lassen. Wichtig dabei ist, daß das Umfeld,
in dem die Droge genommen wird, vorher bewußt ausgewählt
wird, daß man sich mit Freunden abspricht und gewisse Regeln
festlegt – wie aufeinander achtzugeben und niemanden alleine
zu lassen. Wer die Droge auf einer Party nehmen will, sollte die
Location und die Atmosphäre vorher auschecken. Vielleicht ist
die Party ja gar nicht so toll wie erwartet, und schon ein un-
freundlicher Türsteher, der einen schikaniert und aggressiv an-
macht, kann den Verlauf der Drogenerfahrung unangenehm beeinflussen.

Erfahrungsbericht: **Rave**

Ich hatte Ecstasy einige Male zu Hause genommen, als ich Anfang der 90er Jahre von immer mehr Freunden und Bekannten hörte, die die Droge auf den damals neuen Technoparties nahmen. Obwohl ich selber häufig auf Parties ging und gerne tanzte, war es fast unmöglich, mir vorzustellen, wie das zusammengehen soll. Ich kannte Ecstasy als intime Droge, die ich nur mit gut vertrauten Freunden und Freundinnen in behaglichem Rahmen einnahm; stand ich zum Beispiel vom Bett auf, fühlte ich mich etwas tapsig, und mein Kopf thronte irgendwo weit weg über meinen Füßen. Wie sollte es mir bloß ergehen an einem Rave mit lauter Musik und im Gedränge vieler Menschen?

Neugierig wie ich war, versuchte ich es: ein großer Rave mit mehreren Dancefloors in einer leerstehenden Fabrik am Stadtrand. Obwohl sich Tausende Tänzer, Raverinnen und Nachtschwärmer tummelten, traf ich bald einen Kreis von Freunden, von denen mir einer eine Pille gab. Es war weit nach Mitternacht, als ich sie einnahm. Wir tanzten in der Menge, ließen uns treiben, zogen von da nach dort, wobei wir versuchten, uns nicht ganz aus den Augen zu verlieren. Die Wirkung kündigte sich wie meist mit einem flauen Gefühl im Magen an, begleitet von etwas Unsicherheit und Nervosität. Was würde geschehen? Wie würde es mir ergehen? Anfangs fühlte ich mich etwas bedrängt von der Menge. Ich wußte nicht, wo ich Halt und Ruhe finden könnte – und dann waren diese Gefühle auf einmal wie weggespült. Ich fühlte mich einfach wohl und aufgehoben zwischen all den Tanzenden, war nun nicht mehr ein einzelner, der sich im Ganzen verliert, sondern mit allen zusammen verbunden, gemeinsam. Es war nicht mehr eine Masse, die schob und drängte. Plötzlich sah ich einzelne Gesichter, die mir entgegenstrahlten. Ich fing Blicke auf und erwiderte sie, man erkannte einander mit einem Lächeln, kurze Augenkontakte signalisierten Einverständnis. Jede Müdigkeit war wie weggeblasen, ich tanzte leicht zwischen den anderen, wurde angestrahlt und strahlte zurück. Ich wollte meine Gefühle jemandem mitteilen, wandte mich an meine Freunde und erhielt ähnlich euphorische und etwas simple Mitteilungen: «Schön, es ist einfach schön.» – «Geht's dir auch so gut?» Dann konzentrierte ich mich nur noch auf die Musik und tanzte mit geschlossenen Augen. Aber es war nicht so, daß ich zur Musik tanzte – die Musik tanzte mich. Sie ging durch mich hindurch, das Herz schien in ihrem Rhythmus zu schlagen, mein Atem folgte dem Baß, die Arme und Beine fühlten sich leicht an, sie bewegten sich von selbst und so frei, daß ich selber überrascht war. Ich war in der Musik, tanzte auf den Noten, konnte die Töne mit meinen Bewegungen selber erzeugen und setzen. Ich war ziemlich weit weggedriftet. Aber ich konnte die Augen öffnen und wieder zurückgelangen, konnte sie schließen und wieder abfahren. Es ließ sich steuern.

Irgendwann, ich weiß nicht, wieviel Zeit vergangen war, bemerkte ich, daß die anderen weg waren. Ich war verschwitzt, was mich aber nicht weiter störte, und ließ mich treiben, wollte sehen, welche Erfahrungen hier sonst noch möglich waren. Ich traf einzelne wieder im Gewühl oder am Rande zu einem kurzen Gespräch, verlor sie und tanzte. Manchmal fühlte ich mich verloren und kam nicht so einfach in diese Trance zurück. Ich spürte Gefühle von Sehnsucht nach Nähe: All diese schönen Körper – so nah und doch so weit weg. Und immer wieder die Musik, unerbittlich fordert sie dich zurück in ihren Rhythmus, bummbummbumm. Spät trafen wir uns auf einem kleineren Dancefloor, draußen war es schon hell und kühl. Wir versammelten uns im Kreis, berührten uns und tauschten uns aus. Es sollte, nein, es mußte noch weitergehen. Hier war die Musik bald zu Ende, aber irgend jemand wußte, wo es weitergehen sollte. Wir zogen in einen Club, in dem gerade die Afterhour begonnen hatte. Während sich auf dem Rave das Publikum schon etwas ausgedünnt hatte, war hier die Party noch voll im Gange. Dunkel, heiß und verschwitzt zog mich die Stimmung sofort wieder in den Bann. Wir tanzten weiter oder machten es uns auf den Sofas bequem. Auf den Toiletten wurde heftig gedealt, fahle und verschwitzte Gesichter mit großen Pupillen und mahlenden Kiefern zeigten sich im grellen Licht – sah ich etwa auch so abgekämpft aus?

Schließlich war die Wirkung ganz ausgefahren, und wir waren erschöpft. Mit einem Freund stolperte ich aus dem Club in die blendende Mittagssonne. Blinzelnd tapsten wir in die Welt zurück.

Unmittelbare Wirkung

Schon die beiden Erfahrungsberichte zeigen, wie unterschiedlich Ecstasy wirken kann. Die Droge verbindet zwei gegensätzliche Wirkungen, Anregung und Entspannung, und fügt eine feine, einfühlende Eigenschaft hinzu.[4] Nicholas Saunders zitiert zwei Psychologen, von denen der eine, nachdem er Ecstasy genommen hatte, sagte: «Ich fühlte mich so, wie wir alle uns fühlen möchten ... ruhig und offenherzig, nicht oberflächlich, sentimental oder blöd.» Der andere meinte, es ermögliche einen «kurzen, vergänglichen Moment geistiger Gesundheit». Für Raverinnen und Raver steht im Zentrum ihrer Erfahrung mehr die Party, der Spaß am Feiern und Tanzen sowie das intensive Zusammengehörigkeitsgefühl, das sie mit den anderen verbindet.

Die Wirkung setzt ungefähr nach 30 bis 60 Minuten ein und klingt nach vier bis sechs Stunden wieder aus. Sie wird von Konsumenten, zumindest zu Anfang ihres Drogengebrauchs, oft so umschrieben: gesteigertes Selbstwertgefühl; Gefühle der Entspannung, von Wärme und Liebe; Offenheit gegenüber dem eigenen Innenleben; Abbau von Hemmungen gegenüber anderen Menschen; geistige Klarheit; seelische Ausgeglichenheit; große Akzeptanz und Mitgefühl gegenüber anderen; Gefühl unerschöpflicher Energie; Steigerung der Erlebnisintensität[9].

MDMA, der Wirkstoff von Ecstasy, ist ein Amphetaminderivat, d. h. ein Abkömmling der aufputschenden Droge Amphetamin, und hat gleichzeitig eine chemische Verwandtschaft mit dem Halluzinogen Meskalin des Peyote-Kaktus. Die chemische Verwandtschaft mit Amphetaminen und mit Halluzinogenen erklärt die erstaunliche Wirkung der Droge. Sie verbindet beide Wirkungstypen, ohne dabei jeweils die volle Potenz des einen oder anderen Typus zu erreichen. MDMA ist kein eigentliches Halluzinogen, auch wenn es hochdosiert eine gewisse halluzinogene Wirkung haben kann. Dazu zählen visuelle, akustische und geschmackliche Veränderungen, Veränderungen des Tastsinns, die Auflösung von Kommunikationsschranken, ein erleichterter Zugang zum Unbewußten. MDMA hat aber auch nicht die Potenz des leistungssteigernden und stimulierenden Amphetamin. Es ist weder das eine noch das andere. Wegen seiner eigenen, spezifischen Wirkung wird Ecstasy einer neugeschaffenen Kategorie von Drogen zugeteilt: den Entaktogenen. Der aus dem Griechischen hergeleitete Begriff bedeutet: Die Droge ermöglicht eine Berührung mit dem eigenen Inneren.

Diese spezielle Verbindung zweier Wirkungen hat Ecstasy als Tanzdroge so attraktiv gemacht. Ihre Wirkung auf Raves läßt sich mit Trancezuständen bei spirituellen Zeremonien oder Stammesritualen vergleichen. Die Eigenschaften von Ecstasy haben auch dazu geführt, daß die Substanz viele Jahre als Medikament in der Psychotherapie eingesetzt wurde. Unter Aufsicht von Therapeuten haben Patientinnen und Patienten Ecstasy genommen, um den therapeutischen Prozeß zu unterstützen und zu beschleunigen.

Um die Wirkung der Droge an sich selber beobachten und beschreiben zu können, unterzogen sich 1992 zwanzig Psychiater in Kalifornien einem Test. Psychiater sind ja speziell dafür ausgebildet, Veränderungen der Psyche wahrzunehmen. Hier die wichtigsten: Ein verändertes Zeitempfinden nannten 90 Prozent der Testpersonen; größere Fähigkeit, mit anderen umzugehen oder offen zu sein (85 %); geringere Abwehrhaltung (80 %); weniger Angst (65 %); kleineres Gefühl des Getrenntseins oder Entfremdung von anderen (60 %), Veränderung des Sehvermögens (55 %); erhöhtes Bewußtsein der Emotionen (50 %); weniger Aggression (50 %).[4]

Nicht selten begegnet man allerdings auch einer ganz anders gelagerten Ecstasy-Erfahrung und -Wirkung: Viele nutzen Ecstasy in hohen Dosierungen und oft in Kombination mit anderen Drogen, um ihr Bewußtsein ins Nirwana zu ballern und von allem nichts mehr zu spüren. Angesagt ist nicht sich öffnen, sondern dichtmachen und breit sein. Ecstasy scheint sich auch dafür zu eignen.

Liebe & Sex

Weil Ecstasy den Zugang zu Gefühlen erleichtert und das Innenleben aktiviert, wird MDMA von Therapeuten gerne auch als «Herzdroge» oder «Herzöffner» bezeichnet. Konsumenten sprechen von einer, ja von der «Liebesdroge», weil der Zustand des Verliebtseins am ehesten mit einer Ecstasy-Erfahrung zu vergleichen sei. Schon der verstorbene LSD-Guru Timothy Leary wies in einer Anekdote auf diese verführerische Wirkung hin. Er beschreibt, wie er drei Tage nach einem Ecstasy-Trip seine Begleiterin geheiratet habe. Damals sprach man vom «Instant Marriage Syndrom», weil manches Paar nach der beglückenden Erfahrung eines gelungenen Trips sofort zum Traualtar gerannt sei. Allerdings machten einige diese Paare bald die Erfahrung, daß die praktischen Aspekte ihres Lebens doch nicht so harmonisierten, auch wenn sie für eine kurze Weile gemeinsam die höchsten Regionen der Liebe erreicht hatten. In Colorado soll es dewegen schon T-Shirts mit dem Aufdruck gegeben haben: «Don't Get Married For Six Weeks After XTC» – heirate nicht innerhalb von sechs Wochen nach einem XTC-Trip.[15]

Tatsächlich verleiten die starken Gefühle und die intensive Nähe, die einen auf Ecstasy mit einem anderen Menschen verbinden, sich in diese Person zu verlieben. Man glaubt, ihr gegenüber offen und ehrlich zu sein, tief in den anderen Menschen hineinzusehen, ihn zu verstehen und zu lieben, so wie er oder sie ist. Das mag oft auch zutreffen, doch ist dieses Phänomen von Verliebtheit vor allem ein gutes Beispiel dafür, wie schwierig es sein kann, die Ecstasy-Erfahrung in den Alltag hinüberzuretten – oder zu integrieren, wie die Psychologen sagen würden. Wer aus einer Drogenerfahrung lernen will, muß sich bewußt sein, daß die eigentliche Arbeit erst nach dem Trip beginnt: Die Tür mag sich einen Spalt weit geöffnet haben, nun muß man schauen, daß sie nicht wieder zuschlägt.

Bis zum Verbot 1986 wurde Ecstasy wegen seiner kommunikativen und sensibilisierenden Eigenschaften häufig in der Paartherapie eingesetzt, vor allem in den USA. Psychische Blockaden wurden mit Hilfe der Droge gelöst, starre Fronten gelockert, die Fähigkeit, auf das Gegenüber einzugehen, gefördert. Voraussetzung dafür war die grundsätzliche Bereitschaft und der Wille beider, sich aufeinander einzulassen. Diese Auseinandersetzungen fanden unter Aufsicht von Therapeuten statt, die das Erlebte nach der Drogenerfahrung gemeinsam mit dem Paar aufgearbeitet haben. Ecstasy schenkt nichts von bleibendem Wert, es hat auch im therapeutischen Prozeß bloß die Rolle eines Katalysators. Und die Droge ist keineswegs ein «Eheretter» für festgefahrene Beziehungen; sie kann genausogut zu der Einsicht führen, daß man sich schon zu weit voneinander entfernt hat und eine Trennung die bessere Lösung wäre.

Ähnlich widersprüchlich ist die Wirkung der Droge auf die Sexualität bzw. auf das Sexualverhalten. Ecstasy intensiviert den Tastsinn und steigert die Lust nach körperlicher Berührung und Nähe. In Chillout-Räumen von Technoparties, wo Raverinnen und Raver auf Sofas oder am Boden wie kleine Katzen im Korb kuscheln, sich anlehnen und ausruhen, wird dieses Bedürfnis ausgelebt. Verblüffenderweise kommt es jedoch nur selten zu «sexuellen Aktivitäten». Auch wenn die Stimmung auf Raves oder Technoparties erotisch oft deutlich angeheizt ist, scheint niemand wirklich auf die Einlösung der heißen Versprechung zu drängen. Aber es gibt auch ganz andere Erfahrungsberichte:

Als Mitte der 80er Jahre Ecstasy von den USA nach Europa überschwappte, eilte ihr der Ruf einer «Sexpille» voraus. Die Droge versprach mehr Potenz, größere Erlebnisintensität, weniger sexuelle Hemmungen, besseres Einfühlungsvermögen, einen fantasievollen und nie enden wollenden Sexualakt – kurz: den totalen Sex, das ultimative High, den finalen Orgasmus.

Ein weiterer Widerspruch: In vielen Berichten wird behauptet, Ecstasy beeinträchtige bestimmte Körperfunktionen. Anders gesagt, Männer kriegen keinen hoch, und Frauen wie Männer kommen schwer zum Orgasmus.

Am Beispiel der Sexualität zeigt sich, wie sehr die innere Erwartungshaltung und der äußere Rahmen, Set und Setting, den Verlauf eines Trips und die Wirkung der Droge bestimmen. Die einen nutzen Ecstasy als Doping für Anmache, Aufriß und Vollzug. Die anderen erleben Ecstasy eher sinnlich als sexuell. Auf vielen von Ecstasy geprägten Parties ist deutlich sichtbar und spürbar, daß die Abwesenheit von direkter sexueller, meist männlicher Aggression Frauen einen Freiraum läßt, der ihnen an anderen öffentlichen Orten oft genommen wird. Sie bewegen sich ungezwungen und frei und können sich ohne die Angst, mißverstanden zu werden, anderen nähern.

Und auch das ist mittlerweile fast selbstverständlich in der Technoszene: Jungen umarmen Jungen, Mädchen umarmen Mädchen. Die Trennung zwischen homo- und heterosexuell, die bis anhin auch im Nachtleben scharf gezogen war, wird aufgelockert. Derartige gesellschaftlichen Veränderungen haben meist mehrere Ursachen, und es wäre verfehlt, sie alleine Ecstasy zuzuschreiben. Doch bleibt auffällig, daß sie zuerst an den Parties der jungen und von Ecstasy mitgeprägten Technokultur sichtbar wurden. Ebenso auffallend ist aber auch, daß diese Veränderungen überall dort wieder in den Hintergrund treten, wo neben Ecstasy auch andere Drogen wie Alkohol und Speed konsumiert werden.

Erfahrungsbericht: **Bad Trip**

Eine Technoparty in einer Sommernacht im Freien auf einem Hügel. Ich wollte zum erstenmal Ecstasy auf einer Party nehmen und war etwas nervös. Aber der Rahmen schien mir ideal, weil viele meiner Freundinnen und Freunde dasein würden. Der Ort war romantisch und die Situation etwas verrückt, fast unheimlich. Die Musikanlage war bereits installiert, als wir ankamen, ein Feuer brannte, und die Leute begannen, auf der Wiese zu tanzen. Der Himmel war klar, es war eine laue Sommernacht. Die Tanzenden schwitzten, lächelten einander zu und fühlten sich offensichtlich gut, zufrieden, glücklich. Ihre Körper bewegten sich zum Heartbeat der Musik, für sie war die Welt in Ordnung, und ich schluckte meine halbe Pille. Die andere Hälfte könnte ich ja immer noch später nehmen, falls ich wollte. Ich fragte mich, ob ich wohl auch so gut drauf kommen und mich der Musik hingeben würde.

Nach einer halben Stunde spürte ich, wie die Droge zu wirken begann. Ich wollte tanzen, damit alles gut kommt. Doch ich konnte mich kaum bewegen. Meine Glieder, meine Augen wurden schwer wie Blei. Verloren stand ich in der tanzenden Menge und konnte keine Beziehung zu den anderen aufbauen – sie waren eine bewegte Masse, zu der ich keinen Zugang fand. Ich mußte mich hinsetzen. Ein Freund und eine Freundin fragten vorsichtig nach meinem Befinden. Sie wollten mich beruhigen, redeten mir zu, hielten und streichelten mich, um mir Wärme zu geben. Ich war unfähig, etwas zu sagen. Ich hatte Angst. Ich fror. Mein Körper und mein Mund zitterten. Mir war speiübel. Ich konnte nicht sagen, wovor ich Angst hatte, denn ich wußte es selber nicht. In diesem Moment war mir nur klar, daß ich nie mehr heil von der Droge und auch nicht mehr von diesem zum Berg gewordenen Hügel runterkommen würde.

Der Beat der Musik überforderte mich, der Baß schlug auf mich ein. Zusätzlich bekam ich ein schlechtes Gewissen, weil ich meinen Freundinnen und Freunden den Abend verdarb, der doch für alle so schön begonnen hatte. Sie konnten mich nicht verstehen. Alle waren gut drauf – nur ich nicht. Meine Gedanken drehten sich im Kreis, ich war überfordert, und meine Sinne waren überreizt. Auch nach zwei Stunden nahm das Panikgefühl nicht ab. Die Angst hielt sich im Hinterkopf, von diesem Trip nicht mehr runterzukommen. Ich begann mich zu befragen, was der Grund für meinen Zustand sein könnte. Lag es daran, daß ich mich einfach nicht gehenlassen kann unter so vielen Menschen? Ich hasse es im Alltag, die Kontrolle zu verlieren. Versuchte ich ausgerechnet jetzt, mich zu kontrollieren? Vielleicht zitterte ich auch nur deswegen, weil mein Körper gegen die Drogenwirkung rebellierte. Er wollte etwas anderes als mein Kopf. All diese Fragen verunsicherten mich zusätzlich. Ich begann mich zu verwünschen, weil niemand meinen Zustand begreifen konnte. Ich kam immer mehr auf die fixe Idee, psychisch krank zu sein. Ich wollte nach Hause. Sofort. Aber ich konnte mich kaum auf den Beinen halten. Wir stiegen den Hügel hinab, ich zitternd und mit wackligen Beinen. Erst als ich zu Hause in meinem Bett lag, nahm die Angst langsam ab.

Als die Wirkung der Droge nach ungefähr fünf Stunden nachließ, war ich total erledigt. Ich fühlte mich auch Tage danach noch unsicher. Ich hatte mein Selbstwertgefühl verloren. Mein Körper fühlte sich schwach. Mir war schwindlig wie nach einer Grippe. Ecstasy würde ich lange Zeit nicht mehr nehmen. Das war mir klar. Der Absturz war zu heftig gewesen. Ich zog mich von der Partyszene zurück, auch weil ich bei deren Lieblingsthema Parties und Pillen nicht mitreden konnte und wollte. Die Gespräche konfrontierten mich immer nur wieder mit dem Elend dieser Nacht. Ich wollte vergessen.

Unangenehme Wirkungen

Um es klar und deutlich zu sagen: Ecstasy ist weder eine «Wunderdroge» noch eine «Glückspille». Viele der hier als «schön» beschriebenen Wirkungen können sich auch in ihr häßliches Gegenteil verkehren. Nicht immer ist Spaß angesagt, und manchmal wird der Trip zum Horror.

Man kann auf Raves völlig verlorene Gesichter von jungen Frauen und Männern sehen, die irgendwo – womöglich direkt vor den Lautsprecherboxen – am Boden kauern und zu keiner Regung und keiner Kommunikation mehr fähig sind. Nicht jeder Kontakt mit seinem Inneren muß eine schöne Begegnung sein. Wenn man seine Schattenseiten kennenlernt, kann man von unangenehmen Emotionen leicht überwältigt werden. Man kann mit verdrängten Erlebnissen konfrontiert werden und mit schmerzlichen Erfahrungen, an die man lieber nicht erinnert werden möchte.

Schmerz, Trauer und Wut über längst Vergessenes oder vermeintlich Bewältigtes können den Trip zu einem schrecklichen Erlebnis machen. Allzu leicht überschätzt man sich auf einem Drogentrip, mutet sich und anderen, mit denen man unterwegs ist, zuviel zu. Überwältigt vom eigenen Mitteilungsbedürfnis, dem Wunsch, offen zu sein, und getrieben von der Sehnsucht, sich fallenzulassen, kann es passieren, daß man Dinge rausläßt, die man besser für sich behalten hätte. Das kann offenen Streit, schwere Zerwürfnisse und psychische Verletzungen zur Folge haben.

Aber auch Drogenerfahrungen, die ganz «normal» verlaufen, sind selten völlig frei von diffusen Ängsten, ungestillten Sehnsüchten und belastenden Gedanken. Wer einfach nur einen schönen Trip erwartet und Spaß haben will, kann bös überrascht und schwer verunsichert werden. Viele Raverinnen und Raver auf Ecstasy kennen dieses Gefühl der Verlorenheit, wenn man nicht findet, wonach man so intensiv und ruhelos sucht. Unversehens gerät man in den Zustand einer abgrundtiefen Einsamkeit. Das ist ein Gefühlszustand, den jeder Junge und jedes Mädchen kennt – auch ohne Droge. Um so schwieriger ist es, damit auf Droge umzugehen. Selbst wenn eingreifend negative Erlebnisse beim Party-Konsum offenbar selten, jedenfalls deutlich seltener als im Therapiebereich auftreten, so muß man immer auf einen Bad Trip gefaßt sein.

Wirkungsweise und Toleranz

Das oral eingenommene MDMA gelangt vom Magen-Darm-Trakt in den Blutkreislauf und verteilt sich so im ganzen Körper. Nur ein relativ kleiner Teil des eingenommenen MDMA erreicht das Hirn. Die Aufnahme ins Blut dauert 20 bis 60 Minuten. Wie schnell und wieviel von der Wirksubstanz aufgenommen wird, ist allerdings von verschiedenen Faktoren abhängig: Hat jemand vor der Einnahme viel gegessen, wird die Aufnahme von MDMA und damit die Wirkung eher vermindert. Wie gut jemand den Stoff aufnimmt, ist auch abhängig von Faktoren wie Körpergewicht, Geschlecht und spezifischen Eigenarten im Stoffwechselprozeß.

Die Wirkung von MDMA setzt ein, wenn es bestimmte Stellen im Gehirn erreicht. Dort werden körpereigene chemische Stoffe, die Neurotransmitter, beeinflußt. Diese Botenstoffe sind für die Übertragung von Information im Gehirn verantwortlich und steuern den Organismus, die Stimmung und die Aktivität. Ecstasy wirkt auf drei Neurotransmitter (Serotonin, Dopamin und Noradrenalin), hauptsächlich aber auf Serotonin, welches unsere Emotionen steuert sowie sensorische, motorische und assoziative Bereiche des Hirns reguliert.

MDMA bewirkt in den Hirnzellen die Ausschüttung von Serotonin. Sind die Serotonin-Speicher einmal entleert, braucht es seine Zeit, bis sich das komplizierte System wieder reguliert hat.

Diese Tatsache erklärt ein wichtiges Phänomen beim MDMA-Konsum: die Toleranz. Die Wirkung von Ecstasy kann nach dem Höhepunkt durch Nachlegen zwar für einen beschränkten Zeitraum verlängert, aber nicht weiter intensiviert werden. Würde jemand jeden Tag die gleiche Dosis MDMA nehmen, wäre am ersten Tag die volle Wirkung spürbar, schon am zweiten Tag wäre die Wirkung deutlich vermindert und nach einer

Woche ist gar keine Wirkung mehr vorhanden, außer vielleicht einer hektischen Unruhe. Um die volle Wirkung von MDMA wieder zu erreichen, muß man zwei bis drei Wochen Pause machen – mindestens.

Wirkungen bei regelmäßigem Konsum

Die meisten Konsumentinnen und Konsumenten sagen, die allererste Erfahrung sei die schönste gewesen. Danach hätten die positiven Wirkungen abgenommen und die negativen Effekte sich verstärkt. Der «Ecstasy-Film» bringe kaum noch etwas Neues, er befriedige sie nicht mehr. Viele machen deswegen längere Pausen oder hören ganz mit dem Konsum auf. Andere jedoch versuchen über Dosiserhöhung, oft in Kombination mit anderen Drogen, den ersehnten Rauschzustand zu erreichen. Gewöhnung, Dosiserhöhung und Mischkonsum bringen einen gefährlichen Kreislauf in Gang. Wer Ecstasy nehmen, genießen und sich selber nicht in Gefahr bringen will, sollte zwischen den Trips Pausen von mehreren Wochen einlegen. Ecstasy ist eine Droge nur für spezielle Gelegenheiten.

Wirkungen auf den Körper

Die akute körperliche Wirkung von Ecstasy setzt 20 bis 60 Minuten nach der Einnahme ein und ist abhängig von der körperlichen Konstitution sowie von der Häufigkeit und Dauer des Drogengebrauchs. Folgende Wirkungen werden beschrieben[15]:

• Steigerung der Herzfrequenz, Verengung der Hautgefäße, Blutdruckanstieg und erhöhte Körpertemperatur;
• Abnahme von Appetit und Durst sowie Drosselung der Darmtätigkeit und Erhöhung des Stoffwechselumsatzes;
• erhöhte Wachheit und motorische Unruhe;
• Hautkribbeln und intensiveres Berührungsempfinden;
• Bronchienerweiterung und verstärkter Atem;
• Pupillenerweiterung;
• eine leichte Abnahme von Seh- und Hörvermögen sowie Schmerzempfindlichkeit.

Die körperlichen Wirkungen klingen in der Regel nach drei bis fünf Stunden langsam ab.

Nebenwirkungen

Viele Konsumentinnen und Konsumenten berichten von unerwünschten körperlichen Reaktionen, die vor allem in den ersten 30 Minuten nach Einsetzen der Drogenwirkung auftreten, aber auch länger anhalten können. Häufig auftretende unangenehme Nebenwirkungen sind trockener Mund, Appetitverlust, Schweißausbrüche, Verkrampfung der Kiefermuskulatur, Schwindelgefühle und Übelkeit, Muskelzucken, Kopfschmerzen und Schwierigkeiten bei der Bewegungskoordination. Tatsächlich ist es so, als würden sich Körper und Geist gegen die Drogenwirkung wehren.

Die unerwünschten Nebenwirkungen nehmen mit der Erhöhung der Dosis deutlich zu und halten länger an. Es ist deshalb dringend davon abzuraten, mehr als eine halbe bis ganze üblich dosierte Pille auf einmal zu nehmen oder insgesamt mehr als 200 Milligramm zu konsumieren. Ebenfalls gilt: Je häufiger der Konsum, desto stärker werden die unerwünschten Wirkungen, während die erwünschten Effekte abnehmen.

Nachwirkungen

Viele Konsumentinnen und Konsumenten klagen über Nachwirkungen, die noch Tage nach dem Trip spürbar sind. Dieser «Kater» läßt sich leicht erklären: Körper und Geist waren aktiver als sonst. Nun fühlt man sich logischerweise matt, müde und erschöpft. Die Nachwirkungen sind aber auch vom Verlauf der Drogenerfahrung abhängig. Die Zeit nach einem guten Trip wird oft als «Nachglühen» erlebt, man fühlt sich noch immer erfüllt von den intensiven Erfahrungen und den guten Gefühlen. Andere wiederum fühlen sich auch nach einem guten Trip ausgelaugt, traurig oder gar depressiv. Sie haben sich verausgabt und ihre Energien erschöpft. Wer eine schwierige Drogenerfahrung erlebt hat, wird auch stärker negative Nachwirkungen erleben. Die Verarbeitung eines schlechten Trips – die Betonung liegt auf Arbeit – kann Wochen oder Monate dauern.

Eindeutig ist, daß unangenehme Nachwirkungen bei häufigem und hochdosiertem Konsum zunehmen. Verstärkt werden die negativen Nachwirkungen auch durch Mischkonsum. Die Kombination verschiedener Drogen belastet Körper und Psyche erheblich. Mischkonsum mit seinen oft unerwarteten Folgen und Effekten ist gefährlich.

Die häufigsten Nachwirkungen sind: Kopfschmerzen, Gliederschmerzen, Muskelkater, Appetitverlust, allgemeine Erschöpfung und Schlafstörungen. Durch die mögliche Austrocknung des Körpers werden die Nieren stark belastet und können schmerzen. Bei häufigem Gebrauch kann es zu Depressionen und Paranoia (Verfolgungswahn) kommen.

Drogen mit ähnlichen Wirkungen

Die meisten der beschriebenen Wirkungen von MDMA treffen auch auf die chemisch verwandten Substanzen MDEA, MBDB, MDA und MDOH zu. Diese Amphetaminderivate werden als «Ecstasy» ausgegeben und verkauft. Die meisten Konsumentinnen und Konsumenten, aber auch die Dealer, können sie in ihren Wirkungen nur schlecht unterscheiden.

Placebo—Wirkung

Ein Wirkphänomen von Drogen soll nicht unerwähnt bleiben: Allein schon die Überzeugung, eine bestimmte Substanz genommen zu haben, und die damit verbundene Erwartung lassen die erhoffte Wirkung auch eintreten: der sogenannte Placebo-Effekt. So können selbst Pillen, die gar keine aktiven Stoffe enthalten, körperlich wie psychisch wirksam sein. Dieser Effekt ist mit verschiedenen Substanzen immer wieder nachgewiesen worden. Er ist noch stärker, wenn das Placebo selber aktiv ist und irgendeine Wirksubstanz enthält. Nimmt beispielsweise jemand Amphetamin im Glauben, er nehme MDMA, so spürt er MDMA-ähnliche körperliche Wirkungen und Nebenwirkungen – wie Wachheit oder Muskelzittern. Im Glauben, nun setze die von Ecstasy erwartete Wirkung ein, stellen sich prompt auch die erwarteten psychischen Effekte ein.

Langfristige Wirkungen

Die Frage, wieweit Drogenkonsum über die unmittelbare Erfahrung hinaus den einzelnen prägt, welche sozialen, kulturellen und spirituellen Folgen er hat, ist ebenso interessant wie umstritten.

Viele Raverinnen und Raver berichten, die Ecstasy-Erfahrung hätte ihnen die Augen für vieles geöffnet, sie hätten gelernt, auch ohne Droge zu feiern und ähnliche Glücksgefühle mit anderen zu teilen. Dazu im Gegensatz steht die Beobachtung, daß der Konsum von Drogen zu einem Automatismus geworden ist: die Pille zur Party am Wochenende.

Gesicherte Daten über Langzeitwirkungen auf der Grundlage umfassender Erhebungen gibt es bis heute nicht. Einzelne Umfragen oder Untersuchungen geben nur vage Hinweise. Bekannt ist, daß sich Dichter, Künstler, Priester und Heiler von Ecstasy inspirieren ließen. In einer von Nicholas Saunders bei 46 Personen durchgeführten Umfrage gaben 75 Prozent an, die Erfahrung mit Ecstasy habe sich auf ihr Leben ausgewirkt. Sie hätten es wie nie zuvor genossen, zu tanzen, ihr Sinn für Spirituelles sei gewachsen, sie fühlten sich der Natur näher. Auch ihre Aufmerksamkeit anderen Menschen gegenüber habe zugenommen. Doch es zeigten sich auch negative Folgen: Der Alltag erschien langweiliger, und einige klagten über Depressionen und paranoide Zustände.

In der Raverszene werden die langfristigen Auswirkungen oft deutlich weniger optimistisch beschrieben. Es kommt dort häufiger zu Zuständen von Angst, Paranoia und Depression. Wer über die Woche einzig auf das Wochenende mit Pille und Party hinlebt, riskiert Freundschaften und Kontakte zu vernachlässigen, Arbeit oder Ausbildung schleifen zu lassen und in einen gefährlichen Teufelskreis zu geraten. Beratungsstellen werden zunehmend mit solchen «Fällen» konfrontiert.

Da schon die unmittelbaren Wirkungen des Ecstasy-Konsums von den Erwartungen, von den sozialen und kulturellen Bedingungen abhängen und sich damit von Person zu Person drastisch unterscheiden, so sind erst recht die langfristigen Auswirkungen schwer vorauszusagen. Drogenkonsum ist immer ein Risikoverhalten.

2. Was Ecstasy ist

2. Was Ecstasy ist

Physikalische Eigenschaften

MDMA ist eine weiße, kristallartige und geruchlose Masse. Sind die Kristalle sehr klein, sieht die Substanz aus wie Pulver. Das Pulver bleibt am trockenen Finger kleben, bildet aber keine Klumpen. MDMA ist chemisch beständig, es zersetzt sich weder an der Luft noch im Licht oder in der Hitze, es ist also im Gegensatz zu LSD lange haltbar. Es ist wasserlöslich, absorbiert aber keine Feuchtigkeit aus der Luft. MDMA hat einen ausgeprägten und bitteren Geschmack.[4]

Chemische Eigenschaften

Ecstasy bezeichnet ursprünglich die chemische Substanz 3,4-Methylendioxy-N-Methylamphetamin; der Name beschreibt die Zusammensetzung des Moleküls. Die chemische Kurzformel heißt MDMA. Der Stoff ist kein Amphetamin, sondern ein Amphetamin-Abkömmling. MDMA läßt sich in seiner chemischen Struktur von dem in der Natur vorkommenden Safrol ableiten. Dieser Stoff kommt in Pflanzen wie der Muskatnuß und dem Sassafras (ein Lorbeergewächs) vor. Beide Pflanzen spielen in religiösen Zeremonien bzw. als Heilmittel, Gewürz und Rauschdroge etwa bei den Hindus oder den nordamerikanischen Indianern eine große Rolle.[5]

MDMA gehört zur chemischen Gruppe der Phenetylamine. Weitere psychoaktive Substanzen aus dieser Gruppe sind DOM,

2CB, TMA, DOB, PMA und die den MDMA nahestehenden
Stoffe MDA, MDEA, MDOH und MBDB.[5]

Designerdrogen

Ecstasy wird häufig als Designerdroge bezeichnet, was falsch ist.
Ecstasy ist zwar eine synthetische Droge, und diese werden im
Sprachgebrauch oft mit Designerdrogen gleichgesetzt. Nach der
Definition von Gary Henderson sind Designerdrogen «Substanzen, welche psychoaktive Eigenschaften einer Droge enthalten,
deren Molekularstruktur jedoch verändert wurde, um die straf-
rechtliche Verfolgung zu umgehen»[4]. Das Verbot bestimmter
synthetischer Drogen kann nicht verhindern, daß Drogen mit einer ähnlichen Wirkung, aber einer anderen molekularen Zusammensetzung hergestellt und verkauft werden. MDMA, aber
auch MDEA und MDA wurden vor langer Zeit ganz legal in den
Labors von Pharmaunternehmen entwickelt und hergestellt.
Man sollte sie deshalb auch «Pharmadrogen» nennen.

Moderne Herstellungsverfahren ermöglichen es, Drogen mit
einer ganz spezifischen Wirkung zu «designen» (to design – ent-
werfen). Manchmal genügt es schon, die Molekülstruktur einer
bestimmten Droge geringfügig zu verändern, und schon hat man
eine neue Droge – mit ähnlichen, aber auch ganz neuen Wirkungen. Was immer auch heißt: mit neuen und schwer ab-
schätzbaren Risiken und Gefahren.

Pharmakologische Zuordnung

Drogen werden je nach Wirkung in drei Gruppierungen unterteilt [5]:

• *Stimulanzien*
Stoffe, die stimulieren (uppers), wie Amphetamin, Coffein, Kokain und Nikotin.
• *Hemmer*
Stoffe, die dämpfen (downers), wie Opium, Morphin, Heroin, Methadon, Schlafmittel und Alkohol.
• *Halluzinogene*
Stoffe, die auf die Wahrnehmung und das Bewußtsein wirken, wie LSD, Meskalin (Peyote-Kaktus), Psilocybin (Pilze) und Cannabis.

Die Gruppe der Halluzinogene ist am wenigsten scharf abgegrenzt. Synthetische Drogen lassen sich wegen ihrer unterschiedlichen Wirkungen nur schwer einer bestimmten Gruppe zuteilen. So kann MDMA weder den Stimulanzien (Amphetamine) noch den Halluzinogenen zugerechnet werden. Zwar besitzt es jeweils Eigenschaften der beiden Gruppen, doch nicht in voller Potenz. Deshalb werden Drogen wie MDMA neuerdings der Kategorie Entaktogene zugeordnet.

Die Droge Ecstasy, die manchmal auch XTC, E oder Adam genannt wird, kommt als Pille und – wenn auch selten – als Kapsel auf den Markt. Eine Pille kostet derzeit 15 bis 25 Mark.

3. Die Geschichte von MDMA

3. Die Geschichte
von MDMA

Die vielen Gesichter einer Pille

Das Phänomen MDMA trat im Laufe seiner hundertjährigen Geschichte erstaunlich vielgestaltig auf. Bereits im Jahre 1898 wurde *MDMA* zum erstenmal synthetisiert. Kurz vor dem Ersten Weltkrieg ließ es die deutsche Chemiefirma Merck beim kaiserlichen Patentamt registrieren. Zu welchem Zweck ist nicht bekannt, und kommerziell verwertet wurde die Substanz auch nicht.[5] MDMA geriet wieder in Vergessenheit.

In den 50er Jahren, zur Zeit des «kalten Krieges», hat die US-amerikanische Armee mit verschiedenen Drogen, unter anderem auch mit LSD, experimentiert: Sie war auf der Suche nach einer *Wahrheitsdroge für Verhöre*. Unter dem Code-Namen EA-1475 (Experimental Agent 1475) wurden auch Tierversuche mit MDMA durchgeführt. MDMA eignete sich auch nicht für die chemische Kriegsführung, es verschwand abermals in der Versenkung.

Wiederentdeckt wurde MDMA unter einem ganz anderen Stern. Der kalifornische Chemiker Alexander Shulgin stellte die Substanz 1965 in seinem Labor her und testete sie am eigenen Leib: Er war auf der Suche nach einem *therapeutischen Medikament*, das sich zur Unterstützung der Psychotherapie einsetzen ließe. Shulgin war damals ein vielversprechender Chemiker bei Dow Chemicals, der ein einträgliches Insektizid erfunden hatte. Der Konzern gab ihm – in der Hoffnung auf weitere lukrative Entdeckungen – ein eigenes Labor und freie Hand in der Forschung, doch Shulgin interessierte sich weniger für Insektizide und dergleichen als für psychoaktive Substanzen. Als die Firma schließlich Wind davon bekam, daß Shulgin in ihrem Labor zahlreiche neue Drogen entwickelte, hat sie ihn kurzerhand gefeuert. Shulgin, der sich selber als Stiefvater von MDMA bezeichnet, erfand eine ganze Reihe weiter *Pharmadrogen*, die teilweise später in der Szene kursierten. In dem Buch «PIH-KAL» («Phenetylamines I Have Known And Loved»/Phenetylamine, die ich kennen- und lieben gelernt habe) beschreiben er und seine Frau Ann die chemische Zusammensetzung und die Wirkung von 179 verschiedener Drogen, die sie getestet hatten.

Im Jahr 1977, inzwischen war ein Ecstasy-ähnlicher Stoff (MDA) bereits in der Underground- und Hippie-Szene verbreitet, gab Shulgin MDMA einem befreundeten Psychiater weiter. Dieser war von der Wirkung so begeistert, daß er von seinem geplanten Ruhestand absah und unzählige Therapeuten unterrichtete, wie MDMA in der Psychotherapie eingesetzt werden kann. Schon in den 50er und den frühen 60er Jahren wurde in der Psychiatrie häufig mit Drogen wie LSD experimentiert. Mit der Bildung von sogenannten Modellpsychosen durch Drogen versuchte man den psychischen Krankheiten von Patienten auf den Grund zu kommen. MDMA zeigte nun gegenüber LSD ein paar deutliche Vorteile, die es für den therapeutischen Gebrauch besser handhabbar machen:

1. Die Wirkung von MDMA dauert nur halb so lang wie die von LSD.

2. Ähnlich wie LSD ermöglicht MDMA eine bessere Innensicht; zusätzlich baut es Ängste ab und läßt damit Konflikte leichter angehen; es stärkt kommunikative Fähigkeiten, was dem Gespräch zwischen Patient und Therapeut dienlich ist.

3. Der Patient driftet auf MDMA nicht wie auf LSD in zwielichtige Bereiche des Bewußtseins ab, in denen weder der Patient

noch der Therapeut zwischen Wahn und Wirklichkeit unterscheiden können.

Im Buch «PIHKAL» schreibt ein Psychiater über den therapeutischen Gebrauch: «MDMA ist *Penicillin für die Seele*, und man verzichtet nicht auf Penicillin, wenn man gesehen hat, was es bewirken kann.» Die experimentierfreudige kalifornische Therapeuten-Szene war begeistert von ihrer neuen *Herzdroge*, die nun häufig in Therapien eingesetzt und Gegenstand von ersten Untersuchungen wurde. Gewisse Heilsvorstellungen, die MDMA in der Therapeuten-Szene zugeschrieben wurden (und teilweise immer noch werden), erinnern fatal an die Technologie-Begeisterung in der modernen Medizin. Die Therapeuten hielten MDMA möglichst lange im eigenen Kreis zurück, da ihnen aufgrund der Erfahrungen mit LSD bewußt war, daß MDMA verboten werden würde, sobald es populär werden und größere Verbreitung erfahren würde.

Doch die Verbreitung von MDMA als *Straßendroge* war ab Ende der 70er Jahre nicht mehr zu verhindern. Bald konsumierten Studenten und Hippies MDMA als *Freizeitdroge*. Und die Jünger des indischen Gurus Bhagwan und New Age-Anhänger zelebrierten es als quasi heiliges *Sakrament*. MDMA kursierte unter den Namen *Adam*, *Essence* und *Love* und konnte sogar in einzelnen Clubs am Tresen gekauft und mit Kreditkarte bezahlt werden. Als sich 1981 der neue Name *Ecstasy* (Ekstase) durchsetzte, hatte das verkaufsträchtige Konsumgut auch seinen erfolgversprechenden Markennamen gefunden.

Mitte der 80er Jahre brachten hauptsächlich die aus ihrem Tempel in Oregon (USA) zurückkehrenden Bhagwan-Jünger Ecstasy nach Europa mit und verbreiteten da ihren Ruf einer *Sexpille*. MDMA etablierte sich in eingeweihten Kreisen als Freizeitdroge, bis die House-Szene erstmals deren Potential als *Tanzdroge* entdeckte.

Eine erste Rave-Szene entstand 1987 auf der Insel Ibiza. An den nächtelangen Tanzparties wurde – neben LSD, Haschisch und anderen Drogen – erstmals auch Ecstasy konsumiert. Britische DJs und Urlauber importierten die Droge auf ihre eigene Insel; sie tauchte 1988 zum erstenmal im Club Hacienda in Manchester auf und kurz danach in Londoner Clubs. Das war der Anfang der britischen Rave-Szene und der neuen Musik Acid House, die schnell auch auf dem europäischen Kontinent populär wurde. In ausrangierten Fabrikhallen feierten Raverinnen und Raver die sogenannten Warehouseparties; ihr Erkennungszeichen, das lachende Smiley, eroberte blitzschnell die T-Shirts einer ganzen Generation (und verschwand fast ebenso schnell wieder). Ein gellendes «Aciiieeeed!» war der Schlachtruf zum Tanzmarathon, und ein lautes «Can you feeeel it?» hallte zurück. Zehntausende tanzten sich Wochenende für Wochenende die Seele aus dem Leib, und die meisten wußten, daß mit «it» die Pille, die *chemische Ekstase* gemeint war. Ende der 80er Jahre kam es in England zu den ersten Todesfällen in Clubs (meist wegen Überhitzung); britische Experten schätzten, daß jedes Wochenende zwischen 50 000 und 500 000 Menschen Ecstasy konsumierten. Die Eltern waren schockiert, die Nation in Aufruhr, und die Polizei machte mit Großaufgebot Jagd auf die illegalen Raves und die illegalen Drogen. Unter dem Motto britischer Raver «Love, Peace & Ecstasy» zogen Technohouse und die dazugehörige Droge nach dem Mauerfall in Berlin ein und verbreiteten sich in Windeseile über die europäischen Metropolen. Die Berliner Love Parade expandierte von Jahr zu Jahr. Versammelten sich 1989 gerade mal 150 Eingeweihte, so waren es 1996 knapp eine Million. Ecstasy war *Katalysator* eines neuen Lebensgefühls und zum *Beschleuniger* einer neuen Jugendkultur geworden – von nun an war kein Halten mehr: Das Konsumgut hatte sein Marktsegment und seine Vermarktungsstrategie gefunden. Nicht nur auf Parties begann sich der Gebrauch durchzusetzen, auch in der Freizeit zu Hause, in Jugendzentren und Clubs. Selbst in Fitneßstudios und Fußballstadien hielt die neue *Leistungsdroge* Einzug. Ecstasy wurde zur *Lieblingsdroge* der Medien, die sie ja nach Belieben zur *Modedroge* der jungen Generation und im gleichen Atemzug zur *Glückspille* und zur

Todespille erklärten. Das 1986 international erlassene Verbot konnte die rasante Verbreitung nicht verhindern.

Das Verbot von MDMA

In den USA kam es 1985 zu einer öffentlichen Kontroverse, weil die US-amerikanische Drogenbehörde DEA Ecstasy verbieten lassen wollte. Per Notverordnung wurde MDMA in die «Schedule 1» eingeordnet, und damit in die strengste Kategorie aller erfaßten Drogen: die der schädlichen und Sucht erzeugenden Substanzen ohne jeden medizinischen Nutzen. Herstellung, Verkauf und Besitz wurden mit hohen Strafen belegt.

Gründe für die rigorose Ächtung von MDMA gab es viele, die meisten waren jedoch erkennbar nur Vorwände: Den Behörden war der weitverbreitete Freizeitgebrauch zum persönlichen Lustgewinn ein Dorn im Auge; die Medienberichte rund um das Verbot hatten das öffentliche Interesse an Ecstasy angeheizt und damit die zuständigen Behörden unter Handlungsdruck gesetzt. Zwischenfälle mit anderen, sehr gefährlichen Drogen wurden zur Stimmungsmache gegen sämtliche synthetische Drogen benutzt.[5] Als wissenschaftlicher Vorwand für das Verbot von MDMA wurden Tierversuche mit dem verwandten Stoff MDA herangezogen. Bei Ratten war es zu Gehirnschädigungen gekommen, nachdem ihnen extrem hohe Dosierungen von MDA gespritzt worden waren (den Tieren wurden zwei Tage lang alle vier Stunden intravenös Dosen verabreicht, die umgerechnet auf den Menschen jeweils zehnmal höher sind als die übliche Dosis).

Gegen das Verbot protestierten zahlreiche mit der Substanz vertraute Ärzte, Forscher und Therapeuten – erfolglos. 1986 wurde MDMA international und auch in der Bundesrepublik

Deutschland verboten. Die Suchtstoffkommission der Vereinten Nationen in Wien sowie die Suchtstoffexperten der Weltgesundheitsorganisation WHO hatten auf Druck der USA ihre Mitgliedstaaten aufgefordert, MDMA in die Internationale Konvention über psychotrope Substanzen (1971) aufzunehmen.

Die Kriminalisierung hatte weitreichende Folgen: Ärzten und Psychotherapeuten war es fortan untersagt, MDMA professionell als Hilfsmittel in der Therapie einzusetzen. Einzig in der Schweiz war dies einer Gruppe von Therapeuten noch bis Ende 1993 erlaubt. Die Forschung über MDMA, über ihre Wirkungen und Gefahren wurde stark eingeschränkt. Die Konsumenten von MDMA konnten sich zwar weiterhin mit Ecstasy versorgen – allerdings auf dem Schwarzmarkt, wo sie Pillen aus illegaler Produktion mit entsprechend zweifelhafter Qualität erwarben. Mit der Illegalität der Droge stieg das gesundheitliche Risiko der Konsumentinnen und Konsumenten, die darüber hinaus als Käufer am illegalen Markt auch noch kriminalisiert wurden.

4. Herstellung, Handel und Schwarzmarkt

4. Herstellung, Handel und Schwarzmarkt

Herstellung, Verkauf und Besitz von Ecstasy sind verboten und mit entsprechender Strafandrohung belegt. Das Verbot konnte jedoch nicht verhindern, daß die Droge weiterhin hergestellt, verkauft und konsumiert wird. Allerdings hat das Verbot – wie bei anderen illegalen Drogen auch – weitreichende Auswirkungen auf die Qualität und den Preis der am illegalen Markt angebotenen Ware.

Im Unterschied zu Heroin oder Kokain sind die Rohstoffe zur Herstellung von Ecstasy auf dem legalen Pharma- und Chemiemarkt der Konsumentenländer im Umlauf, wenn auch nicht jedermann zugänglich. Die Rohstoffe müssen also nicht erst aus fernen Kontinenten herangeschafft und eingeschmuggelt werden. Das ermöglicht praktisch überall eine lokal organisierte Produktion. Anders als bei Heroin oder Kokain, soweit dieses gefixt oder zu Crack verarbeitet wird, kennen Ecstasy-Konsumenten auch keinen Beschaffungsdruck, da die Droge, zumindest körperlich, nicht abhängig macht.

Herstellung

Unsinnig ist die in der Szene verbreitete Auffassung, Ecstasy sei leicht herzustellen, und wer über gewisse chemische Grundkenntnisse sowie ein Labor verfüge, sei bereits in der Lage, die Produktion aufzunehmen. Bei der Herstellung von Ecstasy stellen sich eine Reihe von schwer lösbaren Problemen. Und wer dabei auch nur einen Fehler macht, muß nicht nur damit rechnen aufzufliegen und ins Gefängnis zu kommen, er kann auch anderen schweren Schaden zufügen.

Informationen über die verschiedenen Herstellungsverfahren sind noch relativ einfach zu finden; darüber gibt es Bücher sowie Informationen auf dem Internet, in Bibliotheken oder auf Patentämtern. Sie auch zu verstehen, ist schon wieder eine andere Geschichte. Die meisten Anleitungen sind unvollständig oder funktionieren nur bei bestimmten Herstellungsverfahren.

Arbeitsaufwendig ist auch die Beschaffung der notwendigen Laboreinrichtungen, denn selbst einfache Geräte sind auf dem Markt nicht unbedingt frei und ohne Nachfragen erhältlich. Schließlich gilt es noch einen gut belüfteten Laborraum zu finden mit Strom-, Wasser- und Gasanschluß – ohne neugierige Vermieter und Nachbarn.

Noch schwieriger als der Aufbau eines illegalen Labors ist die Beschaffung von chemischen Substanzen und Vorläuferstoffen. Der Handel mit Vorläufersubstanzen wird in den EU-Staaten seit einigen Jahren überwacht. Der Chemiegroßhandel ist dazu verpflichtet, die Käufer bestimmter Stoffe zu melden. Das Grundstoffüberwachungsgesetz (GÜG) hat diese Kontrolle 1994 noch verschärft. So konnte die Polizei einige illegale Hersteller aufgrund von Lieferantenhinweisen aufspüren. Die verschärfte Kontrolle bestimmter Substanzen hat jedoch lediglich dazu geführt, daß die Hersteller auf andere, leichter erhältliche Substanzen umgestiegen sind – Substanzen, die das Endprodukt verfälschen bzw. verunreinigen und damit die gesundheitlichen Risiken erhöhen.

Aber auch der Herstellungsprozeß selbst ist durchaus nicht simpel und ungefährlich. Illegale Hersteller berichten von Unfällen, Glasbruch, Explosionen, entweichenden Dämpfen und Gasen, die giftig sind und in der ganzen Umgebung zu riechen waren[4]. Bei unsauberer Arbeit kann der Wirkstoff verunreinigt werden.

Ist der Herstellungsprozeß der Wirksubstanz abgeschlossen, wird das Produkt mit einem nichtwirksamen Füllstoff vermengt und gebunden. Aus dieser Masse wird schließlich die Pille gepreßt, was wiederum eine Kunst für sich ist. Bei einer ungenauen Mischung können gefährliche Überdosierungen auftreten (üblich sind 100 bis 120 mg MDMA pro Pille). Die Wahl des Füllstoffes und die Pressung entscheiden auch darüber, wie gut und wie schnell die Pille zerfällt und der Wirkstoff freigesetzt wird. Ist die Pille zu hart gepreßt, dann wird sie unaufgelöst wieder ausgeschieden, ist sie zu weich, dann zerbröselt sie schon vor der Einnahme. Häufig werden Pillen bunt eingefärbt und mit einem Stempelzeichen wie Tauben oder Herz versehen, um sie als Markenprodukt zu kennzeichnen.

Angesichts dieser vielfältigen Herstellungsprobleme muß man sich wundern, daß ständig neue Serien von Pillen auf den Markt kommen und kaum je Knappheit herrscht. Selbst Behörden attestieren den illegalen Garagenchemikern grenzenlose Fantasie.

Die Fahndungsbehörden gehen davon aus, daß ein Großteil der in der Bundesrepublik kursierenden Ware aus Holland, Polen und anderen osteuropäischen Staaten, aber auch aus einheimischer Produktion stammt. Selbst wenn die eine oder andere Pille aus zu Labors umgebauten Waschküchen kommt, hat die Produktion längst industrielles Ausmaß angenommen. Die Hersteller bedienen sich modernster Technologien. Die Illegalität der Droge sorgt für eine maximale Gewinnspanne zwischen Produktionskosten und Verkaufspreis. Produktion, Handel und Vertrieb sind wie überall, wo fantastische Gewinnaussichten locken, hochprofessionell organisiert und werden mit großer krimineller Energie betrieben. Die Herstellungskosten pro Pille liegen im Pfennigbereich.

Zwei Beispiele mit deutscher Verwicklung:
• Der erste großindustrielle Hersteller von Ecstasy in der Bundesrepublik war die Imhausen GmbH aus dem badischen Lahr, bekannt durch den Bau einer Giftgasfabrik im libyschen Rabta: Mindestens 1,3 Millionen Ecstasy-Tabletten hatte die Firma 1989 für den Amsterdamer Markt produziert.
• Im Dezember 1992 stoppten Wiesbadener Drogenfahnder einen Lkw aus der lettischen Hauptstadt Riga, der 3,2 Tonnen MDA geladen hatte. Das Geschäft war international organisiert: Geschäftsführer waren Letten, die Chemiker kamen aus der Slowakei, das Transportunternehmen hatte seinen Sitz in Holland. Der Vertrieb wurde in den Benelux-Ländern, in Skandinavien und England von Dealerbanden übernommen. Die hochmodernen Produktionsmaschinen waren aus der Bundesrepublik beschafft worden.[4]

Pillendreher, Fälscher, Imitate

Weil die Herstellung von Ecstasy keinerlei Qualitätskontrolle unterliegt und weil viele der Vorläuferstoffe schwer zu beschaffen sind, kommt es häufig vor, daß schlechte Pillen auf den Markt kommen, die, um ein Beispiel zu nennen, Coffein statt MDMA enthalten. Außerdem experimentieren die illegalen Produzenten mit neuen Wirkstoffen. Oder sie brauen Mischungen von leichter erhältlichen Wirkstoffen zusammen, um eine Ecstasy-ähnliche Wirkung zu erzielen.

Ein weiteres Phänomen sind die sogenannten «Pillendreher». Hat eine bestimmte Pille in der Szene einmal einen guten Ruf erlangt, dauert es meist nicht lange, bis zahlreiche Kopien dieser «Marke» auf dem Schwarzmarkt in Umlauf gebracht werden. Diese Imitate oder Plagiate sind äußerlich vom Original nicht zu unterscheiden. Sie verfügen über die gleiche Größe, Form, Farbe und Prägung. Doch Wirkstoff und Dosierung haben mit dem Original nichts mehr gemein. Entweder sie enthalten völlig andere Wirkstoffe oder sie sind Blender ohne Wirkung.

Handel

Wie die Produktion ist auch der Handel unterschiedlich organisiert. Weder zur Herstellung noch zum Handel gibt es für die Bundesrepublik gesicherte Daten, wir beziehen uns vorwiegend auf die Organisationsformen, die aus Holland bekannt sind.[4,5] Ausgemacht werden dort:

Geschlossene Verteilersysteme
Dabei handelt es um kleine und lokal begrenzte Schwarzmärkte, wo die Produzenten meist in der «Szene» verankert sind und mit einem gewissen Ethos arbeiten. Die Konsumenten sind über die Marktlage meist gut informiert und können über das Kaufverhalten direkten Einfluß auf Preis und Qualität der Ware nehmen.

Verteilersysteme über Mittelsleute
Hier schalten sich Dealer (oft Bekannte der Produzenten) zwischen Produzenten und Konsumenten. Um von der Polizei nicht entdeckt zu werden, ziehen sich die Produzenten möglichst vom

Verkauf zurück. Damit wird den Konsumenten die Möglichkeit genommen, sich zu informieren und Einfluß zu nehmen.

Verteilersysteme über Mittels- und Schutzleute
Um das Geschäft vor Polizei und Konkurrenz abzusichern, werden zusätzlich Schutzleute eingeschaltet. So entsteht als Folge der Illegalität ein professionell organisiertes kriminelles Milieu.

Im Normalfall erfolgt der Vertrieb über eine Handelskette: Großhändler kaufen kiloweise ein und verkaufen an Zwischenhändler per tausend Stück weiter. Diese beliefern Kleinhändler, die per hundert Stück einkaufen und die Ware direkt im Freundeskreis, auf Parties oder in einem bestimmten Club absetzen. Dabei gilt: Je größer die eingekaufte Menge, desto geringer der Einzelpreis. Im Großhandel direkt ab holländischen Labors kostet eine Pille drei bis fünf Mark.

Verschiedentlich wird von Clubs berichtet, in denen ein «Hausdealer» tätig ist. Der «Hausdealer» spricht sich mit Clubbetreibern, Türstehern und der Security ab. Da kann es vorkommen, daß am Eingang aufwendig nach Drogen gesucht wird, um den Schein nach außen zu wahren und fremde Dealer fernzuhalten, während drinnen der «Hausdealer» in aller Ruhe und ohne Konkurrenz arbeiten kann. Und es kommt vor, daß die Türsteher eben beschlagnahmte Drogen an den «Hausdealer» weiterverkaufen.

Schwarzmarkt

«Zu Risiken und Nebenwirkungen lesen Sie bitte die Packungs-
beilage oder fragen Sie Ihren Arzt oder Apotheker.» Was jedem
Konsumenten und jeder Konsumentin selbst harmlosester Medikamente größte Selbstverständlichkeit und gesetzlich garantiert ist, gilt für die Konsumenten illegaler Drogen nicht.

Sie sollten deshalb grundsätzlich beachten: Den Angaben des
Dealers ist aus Prinzip nicht zu trauen. Nicht weil der Verkäufer
ein schlechter Mensch ist, sondern weil er in der Regel über den
von ihm verkauften Stoff sowenig weiß wie der Käufer. Mit den
Herstellern der Ware ist er meistens nur über Mittelsleute verbunden. Ein Händler hat nur ein Interesse, seine Ware möglichst
schnell, risikolos und mit hohem Gewinn abzustoßen.

Die Angaben eines Dealers über Dosierung und Inhalt einer
Pille beruhen auf den Aussagen der Mittelsmänner oder allen-
falls auf einem Selbstversuch. Mittelsmänner wie Dealer sind
nicht daran interessiert, ihr Wissen über mangelhafte Qualität,
vorausgesetzt, sie verfügen über solches Wissen, an die Käufer
weiterzugeben. Sie würden dann nämlich auf ihren Pillen sitzen-
bleiben. Ausnahmen bestätigen auch hier nur die Regel.

Entgegen anderslautenden und in den Medien verbreiteten
Behauptungen, gibt es für Ecstasy keinen mit einer «offenen
Heroinszene» vergleichbaren Markt. Die Käuferinnen und
Käufer kennen entweder den Dealer persönlich, oder sie werden ihm durch Mittelsleute vorgestellt. Üblich ist, daß sich
Cliquen und Freundeskreise ihren Drogenbedarf gemeinsam
«organisieren». Das enorme Wachstum der Ecstasy-Szene hat
allerdings auch andere Verkaufswege eröffnet. So hat sich in
vielen Clubs und an Raves ein halbverdeckter, halböffent-
licher Verkauf etabliert, der meist vor dem Eingang oder in
einer Toilette, aber auch auf der Tanzfläche und an anderen
Orten stattfindet.

Fakt ist: Die Leidtragenden der Illegalität sind in erster Linie Konsumentinnen und Konsumenten, während Produzenten und Dealer von der Illegalität profitieren.

5. Analyse und Qualität von Ecstasy

5. Analyse und Qualität von Ecstasy

Immer wieder gelangen Horrormeldungen über die (schlechte) Qualität von Ecstasy an die Öffentlichkeit. Gewisse Medien überbieten sich mit Berichten über Gifte und Verunreinigungen in Ecstasy-Pillen, oder sie vermelden das Auftauchen immer neuer «Designerdrogen», die als Ecstasy verkauft werden. Richtig ist: Unter dem Namen «Ecstasy» werden heute zahlreiche Substanzen auf dem Schwarzmarkt angeboten. Und richtig ist auch: Eines des Hauptrisiken beim Ecstasy-Konsum besteht darin, daß niemand, dem eine Pille als «Ecstasy» angeboten wird, wissen kann, was diese enthält und wie hoch die aktiven Stoffe dosiert sind. Häufig allerdings entbehren solche Medienberichte jeder sachlichen Grundlage. Sie dienen allein der Panikmache und der Dämonisierung von Ecstasy.

Ecstasy-Pillen seien versetzt mit sofort süchtigmachenden Stoffen, Heroin und Kokain werde beigemischt oder gar Rattengift und Strychnin, hieß es da und dort. Tatsache ist, daß keiner dieser Stoffe bei Laboranalysen je gefunden wurde. Solche Meldungen sollen abschrecken und die Jugend davon abhalten, Drogen zu konsumieren. Die Folge ist jedoch einzig, daß Jugendliche jedes Vertrauen in das verlieren, was in und über die Medien verbreitet wird und schließlich auch seriösen Warnungen nicht mehr glauben. Dabei ist die Wirklichkeit auch ohne Übertreibung beunruhigend genug.

Chemische Analyse

Derzeit haben die Konsumenten von Ecstasy keine Möglichkeit, selber herauszufinden, welche Stoffe in welcher Dosierung die jeweilige Pille enthält. Einen Hinweis gibt allerdings der spezifisch bittere Geschmack von MDMA. Doch eine genaue Bestimmung ist nur mit einer aufwendigen Untersuchung im Labor möglich.

In der Bundesrepublik werden Untersuchungen ausschließlich in Hannover regelmäßig durchgeführt. Die Niederlande sind das einzige Land, in dem die Qualität des Ecstasy-Schwarzmarktes systematisch untersucht wird. Im Prinzip gibt es zwei unterschiedliche Verfahren, die Qualität zu prüfen: den Schnelltest und die Laboranalyse.

Drogeneinrichtungen in den Niederlanden wenden eine raffinierte Kombination beider Verfahren an.

Chemische Analyse mit Spektroskop

Wer in Holland Pillen in bestimmte Labors bringt, erhält einige Tage danach eine genaue qualitative und quantitative chemische Analyse des abgegebenen Musters. Die Untersuchung mit einem Spektroskop zeigt, welche Stoffe in welcher Dosierung enthalten sind. Von den untersuchten Mustern werden Listen erstellt. Die Pillen werden fotografiert, nach Größe, Gewicht und besonderen Merkmalen wie Farbe und Prägung erfaßt. Der Test erfolgt anonym und steht allen offen – Konsumenten, Dealern und Produzenten. Die bis zu zweiwöchige Wartefrist schränkt den Nutzen des angebotenen Service allerdings ein, da die wenigsten Konsumenten genügend Geduld aufbringen. Außerdem ist die Pille nach der Analyse futsch. Genutzt wird das Angebot deshalb vor allem von extrem qualitätsbewußten Konsumenten sowie von Dealern und Produzenten.

Schnelltest mit Indikator-Flüssigkeit

Um auch die Mehrheit der Konsumenten vor schlechter Qualität und gefährlichen Beimischungen zu schützen, wird auf Partys und Raves ein Schnelltest angeboten. Von der Pille werden ein paar Krümel abgeschabt und darüber eine flüssige Chemikalie geträufelt. Je nach Verfärbung können Stoffgruppen bestimmt bzw. ausgeschlossen werden. Verfärbt sich die Flüssigkeit blau, ist es ein Ecstasy-ähnlicher Stoff (MDEA, MDMA oder MBDB). Verfärbt sie sich grün, handelt es sich um ein Halluzinogen, ist die Farbe orange, handelt es sich um ein Amphetamin. Bleibt die Flüssigkeit klar, handelt es sich um ein Placebo ohne Wirkstoff.[9] Dieser Test ist für sich alleine ungenau und wenig zuverlässig. Doch in Kombination mit den in Labors erstellten ausführlichen Listen (nach Größe, Gewicht, Farbe, Signet) kann die Pille innerhalb kürzester Zeit mit großer Sicherheit genau bestimmt werden.

Beispiele von Analysen

Der Verein Eve & Rave hat über einen Zeitraum von mehr als einem Jahr 142 Pillen analysiert, die in der Berliner Technoszene kursierten. Von den Proben enthielten 93 Prozent Ecstasy-Wirkstoffe: 57 Prozent enthielten MDMA, 29,5 Prozent MDEA, 1,5 Prozent MBDB. Die Dosierungen reichten von 50 bis 250 Milligramm!

Vereinzelt gefunden wurden die Drogen MDA, 2CB, DOB sowie Amphetamin und Methamphetamin, aber auch eher harmlose Substanzen wie Coffein, Ascorbinsäure (Vitamin C) oder Paracetamol. In sehr kleinen Anteilen konnten auch bei der Herstellung entstandene Verunreinigungen festgestellt werden.

Nicht gefunden wurden in den Analysen: Opiate, Kokain, LSD, Barbiturate, Benzodiazepine oder starke Gifte.

Im Internet ist eine Liste von Analysen einzusehen, die von der

Informationszentrale gegen Vergiftungen der Universität Bonn geführt wird.

Von 42 untersuchten Pillen enthielten: 21 MDMA, 14 MDEA und fünf eine Mischung von MDMA und MDEA. Die Dosierungen reichen von 71 bis 160 Milligramm MDMA; bei MDEA von 50 bis 140 Milligramm. Außerdem wurden je einmal MBDB und Amphetamin und dreimal der Zusatz Coffein gefunden. Elf Pillen hatten Verunreinigungen von über einem Prozent.

Auch das Jugend- und Drogenberatungszentrum Drobs in Hannover analysiert regelmäßig Pillen. Im Durchschnitt enthielten von 100 untersuchten Pillen 68 MDMA, MDEA, MBDB oder ein Gemisch davon; 20 waren Amphetamine und zwölf Placebos (ohne Wirkstoff). Die Dosierungen reichten von 30 bis zu 130 Milligramm MDMA bzw. bis zu 180 Milligramm MDEA.

Andere Dosierung, andere Stoffe

Da es in der Bundesrepublik keine systematische Erhebung über die Qualität von Pillen gibt, sind diese Beispiele eine nur zufällige Auswahl. Untersuchungen an einem anderen Ort zu einem anderen Zeitpunkt können unter Umständen von den zitierten Ergebnissen im Detail erheblich abweichen. Doch alles in allem kommen sämtliche Untersuchungen zu ähnlichen Ergebnissen, die wiederum bestätigt werden von sehr viel umfassenderen Erhebungen in Holland.

Was sagen solche Analysen aus?

1. Die Qualität von Ecstasy ist sehr unterschiedlich. Wer Ecstasy auf dem Schwarzmarkt kauft und konsumiert, läßt sich auf ein riskantes Spiel ein.

2. Wer Ecstasy konsumiert, muß damit rechnen, daß nicht

MDMA, sondern andere Stoffe in der Pille enthalten sind. Meist handelt es sich dabei um MDMA-ähnliche Drogen wie MDEA oder MBDB, aber auch Amphetamine oder ganz einfach Blender ohne aktive Wirkstoffe. Im ungünstigen Fall können stärkere und gefährlichere Drogen als MDMA enthalten sein.

3. Die Dosierung der Wirkstoffe variiert sehr stark. Überdosierungen, egal, von welcher Substanz, sind gefährlich.

4. Manche Pillen sind wegen unsauberer Herstellung so stark verunreinigt, daß mit unangenehmen Folgen wie Übelkeit und Erbrechen oder gar gefährlichen Vergiftungserscheinungen gerechnet werden muß.

5. Solche Analysen sind niemals eine Unbedenklichkeitsbescheinigung für einen risikolosen Konsum. Selbst normal dosierte Pillen mit reinem MDMA können gefährlich sein.

6. Das Risiko bleibt beim Konsumenten und bei der Konsumentin.

Die Qualität
von Ecstasy

Angesichts der verschiedenen Stoffe, die unter dem Markennamen «Ecstasy» gehandelt und konsumiert werden, ist «Ecstasy» nicht mehr nur MDMA. Der Name steht für eine ganze Reihe von ähnlichen Drogen. Damit sind aber auch die Risiken und Gefahren von «Ecstasy» nicht nur einfach die Risiken von MDMA; Ecstasy-Zwischenfälle können auch auf völlig andere Drogen, auf Beimischungen oder auf Verunreinigungen zurückzuführen sein.

Selbst sogenannte harmlose Wirkstoffe wie Coffein können

hochdosiert unangenehme Wirkungen haben und Herzklopfen, Schweißausbrüche, Erbrechen oder Mißgefühle verursachen.

Viele Konsumentinnen und Konsumenten sind über diese Tatsache zu Recht schwer beunruhigt. In der Szene ist deshalb die unterschiedliche Qualität von Pillen ein ständiges Thema. Manche Pille erfreut sich aus oft unerfindlichen Gründen einer großen Beliebtheit, einer anderen eilt, aus ebenso unerfindlichen Gründen, ein schlechter Ruf voraus. Von einer Pille heißt es, sie enthalte etwas mehr Speed, von der anderen, sie enthalte etwas weniger. Solche Aussagen stützen sich meist bloß auf subjektive Erfahrungen. Man sollte derartige Informationen durchaus zur Kenntnis nehmen, auch wenn man weiß, daß sie nur vage sind. Die Inhaltsstoffe einer Pille aufgrund der subjektiv verspürten Wirkung genau zu bestimmen, ist äußerst schwierig; nur erfahrenen Konsumenten, die sich in verschiedenen Substanzen auskennen, gelingt das. Oft kursieren in der Szene Legenden, die jeder Grundlage entbehren. Nicht selten wurden sie über Medienberichte oder als Polizeigerüchte in Umlauf gesetzt, wie beispielsweise das Gerücht über Pillen, in denen Heroin enthalten sei. Tatsächlich wurde Heroin in keiner Laboranalyse als Bestandteil einer Ecstasy-Pille nachgewiesen.

Eine weitere Quelle von Verunsicherung ist die Verbreitung von Imitaten. Hat jemand eine bestimmte Pille konsumiert und für gut befunden, z. B. eine «Taube», so wird er oder sie beim nächsten Kauf im Vertrauen auf die Marke wieder eine «Taube» zu erwerben versuchen. Doch bieten die Markenzeichen keinerlei Sicherheit. In Holland sind innerhalb eines Jahres ungefähr 100 unterschiedliche «Tauben» auf dem Schwarzmarkt aufgetaucht[5]. Veröffentlichungen von Laboranalysen ohne entsprechende Interpretationshilfe sind sinnlos, ja riskant, denn sie können ein Gefühl der falschen Sicherheit provozieren.

Faktoren der Qualität

Weil in Holland der Ecstasy-Markt seit Jahren systematisch untersucht wird, haben die Behörden einen guten Überblick über Entwicklungen und Veränderungen auf dem Schwarzmarkt. Drei Faktoren, von denen die Qualität abhängig ist, wurden festgestellt[12]:

1. Handel

Je näher sich Käufer und Dealer sind, desto besser die Qualität. Umgekehrt: Je anonymer die Verkaufssituation, je weniger der Dealer zur Rechenschaft gezogen werden kann, desto schlechter die Qualität. Wird beispielsweise der Hausdealer eines bestimmten Clubs verhaftet und es rückt ein neuer Dealer nach, gibt es zwar keinen Mangel an Drogen, doch ist häufig eine deutliche Qualitätsminderung zu beobachten.

2. Medien

Nach Sensationsmeldungen und Horrorgeschichten gelangen vermehrt Pillen von schlechter Qualität, aber auch Placebos oder irgendwelche anderen Pillen auf den Markt. Offenbar rufen solche Medienberichte Schlaumeier auf den Plan, die mit Pillen aus der Hausapotheke oder dergleichen einen schnellen Gulden zu machen versuchen.

3. Polizei

Verhalten sich die Drogenfahnder zurückhaltend, wird der Markt in Ruhe gelassen, ist die Qualität besser. Ist der Markt nervös, steigt das Angebot chemisch unreiner Stoffe. Hersteller und Dealer mit «Szenenähe» können in der Regel leichter von der Polizei geschnappt werden als professionell ausgerichtete Drogen-Banden, deren Anliegen weniger die gute Qualität der Ware als ihr eigener Gewinn ist.

Subjektive Qualität

Konsumentinnen und Konsumenten haben also zahlreiche Gründe, an der Qualität von Ecstasy zu zweifeln und entsprechend vorsichtig zu sein. Doch selbst wenn die Qualität gleichbleibend gut wäre, löst die Pille bei jeder Person unterschiedliche Wirkungen aus. Selbst der Konsum von allgemein beliebten Marken kann im Einzelfall einen ausgesprochen negativen Verlauf nehmen oder sich als wirkungslos erweisen.

Toleranz

Beim regelmäßigen Konsum von MDMA stellt sich sehr schnell eine Toleranz ein, das heißt, man verspürt nicht mehr die erwünschten Wirkungen, während die unerwünschten Nebenwirkungen zunehmen. Konsumenten stellen häufig fest, daß die Qualität der Erfahrung mit der Zeit abnimmt; im allgemeinen ist die erste Erfahrung die eindrücklichste, während die folgenden oft nur als abgeschwächte Wiederholung erlebt werden.

Stimmung und Umgebung

Die Erfahrungen mit Ecstasy unterscheiden sich je nach Set und Setting. Da Ecstasy die Tendenz hat, Stimmungen zu verstärken und verdrängte Gefühle hervorzuheben, bleiben unangenehme Erfahrungen nicht aus. Anstatt die «Schuld» der Pille zuzuschreiben, wäre es angebracht, die Gründe für einen Bad Trip bei sich selbst und den Umständen des Konsums zu suchen.

Mischkonsum

Viele Konsumentinnen und Konsumenten gehen nach einer gewissen Zeit dazu über, Ecstasy mit anderen Drogen zu mischen. Das beeinträchtigt und überdeckt die Wirkung von MDMA. Und es ist gefährlich.

6. Gefahren und Risiken von Ecstasy

6. Gefahren und Risiken von Ecstasy

Wir sind nicht bereit, uns an der Dämonisierung von Drogen zu beteiligen. Wir wollen aufklären und das weitergeben, was wir über Drogen wissen. Wir verleugnen weder die positiven Erfahrungen, über die Ecstasy-Konsumenten berichten, noch verschweigen wir die mit Ecstasy verbundenen Absturzrisiken. Das wäre auch lächerlich, denn die meisten Konsumentinnen und Konsumenten von Ecstasy und anderen Drogen wissen sehr wohl, daß sie ihrem Körper nicht gerade etwas Gutes antun. Um den Gewinn aus dem Konsum von Drogen gegen Gefahren und Schäden abwägen zu können, bedarf es vieler Informationen. Dieses Kapitel faßt die größten Gefahren und Risiken zusammen – denn es gibt keinen Drogengebrauch ohne Risiken.

Wer viel und regelmäßig Ecstasy konsumiert, spürt früher oder später an Körper und Geist die negativen Folgen dieser Gewohnheit. Viele Konsumenten klagen über unangenehme Folgen ihres Gefühlslebens, über sich einstellende psychische, aber auch körperliche Beschwerden. Es wäre nur logisch, an diesem Punkt den Drogenkonsum einzustellen. Doch dazu sind viele nicht bereit. Einiges wäre schon gewonnen, wenn sie ihren Konsum einschränkten und zur Mäßigung bereit wären.

Grundsätzlich gilt: Wer sich körperlich oder seelisch nicht gut fühlt, sollte auf keinen Fall Ecstasy nehmen.

Soziale und psychische Gefahren

Konsumenten, die praktisch jedes Wochenende auf Ecstasy oder anderen Drogen erleben, neigen dazu, alles, was Spaß macht und schön ist, nur noch mit einem Wochenende auf Party und Pille zu verbinden. Drogen und ihre Wirkungen werden überhöht, die Wochentage dazwischen werden ausgeblendet. Das macht den Alltag grau und langweilig, er kann neben den bunten und intensiven Erlebnissen des Wochenendes nicht bestehen. Nach einem Trip ist man erschöpft, launisch und leicht reizbar, vielleicht gar depressiv. Die Schwierigkeiten bei der Bewältigung des Alltags nehmen zu. Was soll der auch schon groß bringen, wo doch schon bald die nächste Party, die nächste Abfahrt lockt: Start am Freitag, Ankunft am Sonntag. Da können die Tage zwischendrin nur als belanglos empfunden werden. Allzu leicht verliert man andere Interessen, aber auch Aufgaben und Pflichten aus den Augen. Und weil der Gewohnheitskonsum stumpf macht und Höhenflüge immer seltener werden, braucht es mehr Drogen für ein High. Um so schlimmer der Absturz. Runterzukommen wird zu einem Stück harter Arbeit.

Du beginnst dich zu verkriechen, willst niemanden sehen, auch alte Freunde nicht. Und die neuen Partyfreunde können auch nicht helfen, weil es ihnen oft selbst nicht anders geht. Oder sie wollen plötzlich nichts mehr mit dir zu tun haben, weil du so abgedreht bist. Du schläfst zuwenig und ernährst dich schlecht. Häufiger kommt es jetzt vor, daß du depressive oder paranoide Zustände erlebst. Das Leben erscheint wie ein endloser dunkler Tunnel. Gegen diese Zustände nimmst du nun auch unter der Woche manchmal Drogen. Du fühlst dich dabei zwar nicht besser, aber sie betäuben die Angst. Regelmäßiger Ärger mit den Eltern, bei der Ausbildung oder auf Arbeit ist angesagt. Du verlierst vielleicht deinen Arbeitsplatz, hast Schulden und

Probleme mit der Polizei, die dich mit Drogen erwischt hat. Bald weißt du überhaupt nicht mehr weiter.

Solche Geschichten können vorkommen, sie sind aber auf keinen Fall zwangsläufig und unabwendbar: Es gibt keine typische «Drogenkarriere» mit Ecstasy, die zwangsläufig zum Absturz führt. Wer aber glaubt, er bewege sich auf einen Absturz zu, sollte die Warnzeichen nicht übersehen, sich Hilfe holen und beraten lassen.

Abhängigkeit

Die Mehrzahl aller Fachleute geht davon aus, daß Ecstasy körperlich nicht abhängig macht. Einige allerdings wollen ein gewisses Abhängigkeitsrisiko nicht ausschließen. Der Konsum von Ecstasy führt weder zu einer ständigen Dosiserhöhung, noch kommt es beim Absetzen des Konsums zu körperlichen Entzugserscheinungen.

Es kann jedoch zu einer psychischen Abhängigkeit von Ecstasy kommen. Alles, was schön ist, ruft nach Wiederholung. Und weil es scheinbar so einfach ist, sich mit einer Pille glücklich zu machen, kann sich schnell ein Automatismus einspielen. Schon als Kinder haben wir gelernt, Pillen und Tabletten zu nehmen, wenn wir krank waren. Danach ging es uns meist besser. Die psychische Abhängigkeit von Ecstasy hat jedoch nicht nur mit der Wirksubstanz der Droge zu tun. Süchtig macht das Ereignis als Ganzes: die Party, die Droge, die Musik, das Licht, die Stimmung und die Leute. Man könnte also eher von einer Party- oder Ereignissucht sprechen als von einer Drogenabhängigkeit.

Psychiatrische Symptome

Der Konsum von Ecstasy kann akut zu psychischen Problemen führen wie: Panikreaktion, Angstgefühle, Verfolgungswahn, visuelle Halluzinationen – oft begleitet von einem beschleunigten Herzschlag. Nicht selten führen solche Zustände zu Suizidgedanken. Das Auftreten derart schwerer, wenn auch seltener Reaktionen ist meist auf hohe Dosierungen oder Mischkonsum zurückzuführen. Oft lassen sich die Betroffenen über Betreuung und Zureden (talk down) beruhigen. In den allermeisten Fällen verschwinden die Symptome mit dem Abklingen der Ecstasy-Wirkung.

In seltenen Fällen können sich auch chronische Depressionen oder Psychosen herausbilden. Solche ernsthaften psychiatrischen Vorkommnisse treten fast ausschließlich bei regelmäßigem und hochdosiertem Ecstasy-Konsum auf sowie beim häufigen Gebrauch von anderen Drogen in Verbindung mit einer Vorgeschichte psychiatrischer Leiden bzw. einer Anfälligkeit für psychische Erkrankungen. Besondere Vorsicht ist geboten, wenn es in der Familie eine Geschichte von psychischen Erkrankungen gibt.

Risikoverhalten

Drogen verändern die Wahrnehmung, beeinträchtigen die Konzentrations- und die Entscheidungsfähigkeit. Manch einer meint im Drogenrausch, alles besonders scharf und klar zu sehen und folgenreiche Entscheidungen sofort treffen zu können. Es empfiehlt sich jedoch, die spontanen Ideen erst einmal im nüchternen Zustand zu überprüfen, bevor man sie umsetzt. Nüchtern betrachtet stellen sich solche Visionen nämlich oft als Nieten und Nullen heraus. Auch riskante Aktionen, wie einen Baum zu besteigen, sollte man nur im nüchternen Zustand wagen.

Wer scharf ist auf Sex, sollte – und sei die Geilheit noch so groß – die Regeln des Safer Sex und die Kondome nicht vergessen.

Wer Ecstasy oder andere Drogen konsumiert hat, darf auf keinen Fall ein Fahrzeug steuern. Das ist nicht nur verboten, es ist auch wirklich gefährlich. Wenn zur Wirkung der Droge auch noch die Übermüdung durchgemachter Nächte kommt, wenn die Sinne von Musik und künstlichem Licht überreizt sind, potenziert sich das Risiko und steigt die Unfallgefahr.

Da man im Verkehr nicht nur für sich selber Verantwortung übernimmt, sondern auch für andere, ist nach Drogenkonsum auf das Führen von Fahrzeugen strikt zu verzichten. Das gilt für alle Maschinen und Geräte, von denen eine Gefahr ausgeht.

Illegalität und Kriminalisierung

Ein weiteres soziales Risiko des Ecstasy-Konsums resultiert aus der Illegalität der Droge. Erwerb und Besitz der Droge stehen unter Strafandrohung. Die Konsumenten sind ständig dem Risiko ausgesetzt, kriminalisiert zu werden und in Konflikte mit Polizei und Justiz zu geraten.

Auffällig ist, daß den meisten Konsumenten von Ecstasy das Bewußtsein, etwas Unrechtes zu tun, fehlt. Ganz offensichtlich nehmen sie zumindest diesen Teil der Strafgesetzgebung nicht ernst – wohl auch, weil sie wissen, daß das Gesetz nicht durchsetzbar ist. Diese Auswirkungen der Illegalität auf das Rechtsbewußtsein von Jugendlichen sollte den Gesetzgeber eigentlich alarmieren.

Mischkonsum

Viele Konsumentinnen und Konsumenten kombinieren Ecstasy mit anderen Drogen, vor allem auf Parties und Raves. Sie dopen sich zusätzlich mit Speed. Sie rauchen Zigaretten und zum Runterkommen in der Chillout-Phase Cannabis. Manche trinken Alkohol, trotz aller Warnungen vor dieser riskanten Kombination. Und sie scheuen auch keine Experimente mit Halluzinogenen wie LSD, mit Pilzen oder mit anderen synthetischen Drogen. Neuerdings wird berichtet, nehmen Gewohnheits-Konsumenten, um sich zu beruhigen und von Ecstasy runterzukommen, Heroin, das, auch auf Folie geraucht, über ein hohes Suchtpotential verfügt.

Von derartigen Drogen-Experimenten ist dringend abzuraten. Die Wirkungen der verschiedenen Drogen können sich addieren und potenzieren, der Trip kann einen völlig unerwarteten Verlauf nehmen. Die Kombinationen von Drogen belasten Körper und Geist weit mehr als jede einzelne Droge für sich genommen.

Die Behauptung, der Konsum von Ecstasy führe zwangsläufig zum Gebrauch auch von anderen, härteren Substanzen, Ecstasy sei also eine Einstiegsdroge, ist Unsinn und sowenig belegbar wie im Falle von Cannabis, welches ebenfalls zur Einstiegsdroge erklärt worden ist.

Richtig hingegen ist: Wer Ecstasy konsumiert, zeigt, daß er auf Drogen neugierig ist, daß er bereit ist, mit Drogen zu experimentieren und gewisse Risiken in Kauf zu nehmen.

Akute körperliche Gefahren

Überdosierungen und Fehldosierungen

Da die Dosierungen der auf dem Schwarzmarkt angebotenen Pillen stark variieren und niemand weiß, was er in welcher Dosierung gerade nimmt, besteht immer die Gefahr, eine Überdosis zu erwischen. Doch selbst bei der üblichen Dosis von 100 bis 120 Milligramm MDMA ist Vorsicht geboten, weil individuelle Verschiedenheiten unterschiedliche Wirkungen auslösen. So sollte die Dosis für Frauen niedriger veranschlagt werden als die für Männer, für leichte Personen niedriger als für schwergewichtige. Es spielen aber auch Unterschiede beim Stoffwechsel eine Rolle. Die Dosis sollte 1,5 Milligramm pro Kilo Körpergewicht nicht überschreiten.

In der Regel zeigen sich spätestens ab einer Dosierung von 200 Milligramm die Symptome einer Überdosierung: Zittern, Herzklopfen, Schweißausbrüche, Muskelkrämpfe, Übelkeit, Erbrechen, Panik und visuelle Halluzinationen. Bei einer Überdosierung können Vergiftungserscheinungen auftreten: veränderter Blutdruck, erhöhte Temperatur und ein Ausfall der Nierenfunktionen.[5]

Überhitzung

Überhitzung ist die häufigste Ursache für schwerwiegende Zwischenfälle mit Ecstasy. Die Gefahr geht aus von der Wirkung der Droge in Kombination mit körperlicher Anstrengung. Wer stundenlang in warmen und schlecht belüfteten Räumen tanzt, zuwenig trinkt und keine Pausen macht, um sich auszuruhen und abzukühlen, belastet seinen Kreislauf und kann sich gefährlich überhitzen. Zusätzlich wirkt Ecstasy ein auf die Wärmeregulation des Körpers. Es erhöht den Blutdruck. Ecstasy hemmt wie alle anderen Drogen auch das körpereigene Alarmsystem und läßt einen Schmerz oder Erschöpfung weniger spüren. Tanzende auf Ecstasy verlieren leicht das Gefühl für ihre Körpertemperatur, so daß sie bei Überhitzung nichts unternehmen, um sich abzukühlen.

Steigt die Körpertemperatur über 42 Grad Celsius, kann es zu spontanen Blutgerinnungen und zur Verstopfung kleiner Blutgefäße kommen. Überhitzung führt auch zur Zersetzung von Muskelfasern. Das zeitgleiche Auftreten von hohem Blutdruck und Hirnblutungen kann zu einem Schlaganfall führen. Der Konsum von Ecstasy und körperliche Anstrengungen führen zu Flüssigkeitsverlust und Austrocknung. Alkohol fördert die Austrocknung des Körpers zusätzlich.

Um den Gefahren der Überhitzung zu begegnen, müssen bestimmte Verhaltensregeln unbedingt beachtet und eingehalten werden.

• Die Tanzräume müssen gut mit Frischluft versorgt werden. Chillout-Räume, in denen man abkühlen (chill-out) und sich ausruhen kann, müssen vorhanden sein.

• Tanzende müssen regelmäßig Pausen machen und sich abkühlen, auch wenn sie sich nicht müde oder erhitzt fühlen. Außerdem sollen sie genügend trinken, um den durch Schwitzen erlittenen Flüssigkeitsverlust auszugleichen – dabei aber auf Alkohol ganz verzichten!

Herzprobleme

Häufig lassen sich Konsumenten von Partydrogen nach Raves wegen Herzflattern oder Herzjagen in einer Notfallstation behandeln. In der medizinischen Literatur wird auch von schweren Folgen berichtet, die in Einzelfällen tödlich endeten. Dabei spielten jeweils Vorerkrankungen und der gleichzeitige Konsum von Alkohol eine Rolle. Herzprobleme in Folge von Ecstasy-Gebrauch treten vor allem dann auf, wenn die betreffenden Personen vorgeschädigt sind. Für Menschen mit einem Herzleiden ist der Konsum von Ecstasy also besonders risikoreich; das gilt auch für Menschen mit Bluthochdruck.[5]

Verschiedenes

Es wird vermutet, daß Ecstasy das Immunsystem beeinträchtigt und den Ausbruch von Erkältungskrankheiten fördert. Allerdings könnte auch der Partybetrieb, anstrengendes und ausdauerndes Tanzen in heißen und feuchten Räumen bei häufigem Körperkontakt die Übertragung von Grippe- bzw. Erkältungsviren begünstigen.

In seltenen Fällen kommt es zu Leberstörungen, die im schlimmsten Fall tödlich enden können. Berichtet wird auch von einer Person, die nach dem Konsum von Ecstasy an einem akuten Asthmaanfall gestorben ist. Durch den Flüssigkeitsmangel werden die Nieren belastet.

Es gilt als wahrscheinlich, daß Ecstasy Einfluß auf die Monatsblutungen nimmt. Viele Frauen klagen über das Ausbleiben der Regel sowie über eine erhöhte Anfälligkeit für Harnwegserkrankungen. Dafür gibt es bisher keine medizinische Erklärung. Körperliche Anstrengung, unregelmäßiger Schlaf, mangelhafte Ernährung dürften auch hier – neben der Droge – Auslöser dieser Beschwerden sein.

Übermäßiger Konsum von Ecstasy und Partyleben ohne Ende werden auch verantwortlich gemacht für den ungesunden Gewichtsverlust vieler Raverinnen und Raver. Ecstasy hemmt den Appetit, erhöht den Stoffwechsel und steigert die Leistungsfähigkeit. Viele junge Frauen und zunehmend auch junge Män-

ner nutzen diesen Effekt, um abzunehmen. Häufiger Drogenkonsum, exzessives Partyleben und mangelhafte Ernährung
können zu einer gefährlichen Auszehrung und Schwächung des
Körpers führen.

Hirnschäden

Selbst wenn man sich über den Zustand seines Körpers sowie
über die Stärken und Schwächen seiner Psyche einigermaßen im
klaren ist und die Spielregeln beim Konsum von Drogen genau
befolgt, bleibt eine beunruhigende Frage: Kann der Gebrauch
von Ecstasy zu bleibenden Schäden im Gehirn führen? Über
diese Gefahr forschen die Wissenschaftler seit vielen Jahren –
und streiten sich seither über die Interpretation ihrer Ergebnisse.
Zu einem gültigen Schluß sind sie bis heute nicht gekommen.

Verschiedene Tierversuche an Ratten und Affen, denen
MDMA oder MDA verabreicht wurde, zeigten lang andauernde
Veränderungen und Schädigungen im Gehirn – vor allem im
Serotonin-System, auf das Ecstasy einwirkt. Diese Befunde ha-
ben große Besorgnis ausgelöst und unter anderem auch die Be-
gründung für das Ecstasy-Verbot geliefert.

Neuere Forschungen an Tieren zeigen, daß bei lang anhalten-
dem Gebrauch Nervenzellendigungen verkümmern und Kon-
taktstellen zu den benachbarten Nervenzellen verlorengehen.
Offen bleibt, ob diese Veränderungen bleibend oder vorüberge-
hend sind.

Doch in der wissenschaftlichen Diskussion ist nach wie vor
umstritten, ob und wieweit die Ergebnisse von Tierexperimenten auf Menschen übertragbar sind. Umstritten ist, welche
Schlußfolgerungen zu ziehen sind, wenn man Ratten extrem

hohe Dosierungen in kurzen Abständen verabreicht – Dosen, die mit dem üblichen Konsum von Menschen nicht zu vergleichen sind. Ferner wurde im Ratten-Versuch der Stoff gespritzt, während Menschen Ecstasy oral aufnehmen. Es ist nicht die Dosis allein, die eine Substanz zum Gift macht, sondern auch die Verabreichungsform. Und schließlich geben Ratten, anders als Menschen, keine Auskunft über ihre Befindlichkeit nach der Tortur.

Das Gehirn ist ein sehr komplexes und sensibles Organ, das von der Wissenschaft bis heute nicht annähernd begriffen wird (auch wenn einzelne Forscher das immer wieder behaupten). Ecstasy bewirkt Veränderungen im Gehirn, davon ist auszugehen. In einer Untersuchung an langjährigen Ecstasy-Konsumenten wurde ein Serotonin-Spiegel im Gehirn nachgewiesen, der unter der Norm liegt. Doch wie wirkt sich dieses Ergebnis nun aus? Eine Reihe von psychologischen Tests, denen sich diese Konsumenten unterzogen, ergab, daß sie weniger impulsiv und aggressiv als die Personen der Kontrollgruppe sind und kontrollierter als diese in den Tests reagierten. Vermutet wird, daß Ecstasy das Kurzzeitgedächtnis schwächt bzw. verringert. Offen ist, ob die in verschiedenen Untersuchungen nachgewiesenen Veränderungen bleiben oder ob sie nach einer bestimmten Zeit wieder verschwinden.

Im Unterschied zur Droge Alkohol, wo die Schädlichkeit für das Hirn bewiesen ist, liegen im Falle von Ecstasy eindeutige Belege nicht vor. Diese Unsicherheit ist beunruhigend genug. Es ist zu befürchten, daß der andauernde, regelmäßige und hochdosierte Konsum bleibende Schädigungen im Gehirn bewirkt. Mischkonsum, zum Beispiel mit Amphetamin, verstärkt die Neurotoxizität – die Schädlichkeit für das Hirn. Besonders gefährlich ist der Konsum bei individuellen Vorschädigungen und bei bestimmten Krankheiten.

Kontraindikationen (Gegenanzeigen)

Grundsätzlich sollte auf Ecstasy und andere Drogen verzichten, wer sich physisch oder psychisch nicht wohl fühlt. Ecstasy ist weder ein Heilmittel noch ein Antidepressivum, von dessen Gebrauch man sich eine Besserung des depressiven Zustandes erhoffen darf.

Dringend vom Ecstasy-Gebrauch abzuraten ist bei folgenden Erkrankungen: Zuckerkrankheit, Epilepsie, grüner Star, Herzerkrankungen, Schilddrüsenüberfunktion, Bluthochdruck, verminderter Blutzucker, verminderte Leberfunktion, Neigung zu Kreislaufkollaps, Asthma, Blutarmut sowie bei einer chronischen Hepatitis [5].

Bei Schwangerschaft ist generell von Drogenkonsum abzusehen. In Kombination mit gewissen Medikamenten können risikoreiche Wechselwirkungen auftreten. Bei Unklarheiten sollte unbedingt ein Arzt aufgesucht werden.

7. Todesfälle

7. Todesfälle

Todesfälle im Zusammenhang mit dem Konsum von illegalen Drogen sind immer gut für eine Schlagzeile. Auch die Polizei zählt die Toten und veröffentlicht zur Abschreckung ihre jährliche Todesstatistik. Doch die Berichte der Medien und die Statistiken der Polizei, auf welche die Medien sich beziehen, sind fragwürdig, um nicht zu sagen unseriös. Sie vereinfachen und verfälschen die genauen Umstände der Todesfälle, denn ihre Absicht ist nicht, darüber aufzuklären, wie die fatalen Folgen des Konsums zu verhindern sind. Es scheint nur ein Interesse zu geben: jeden Todesfall als möglichst drastisches Beispiel für die Schädlichkeit einer bestimmten Droge zu benutzen.

Soviel steht fest: Nicht alle statistisch erfaßten Ecstasy-Toten sind Opfer des Konsums von MDMA, so wie auch nicht alle Heroin-Toten Opfer des Konsums von Heroin sind. In fast allen Todesfällen sind zusätzliche Ursachen – die Wissenschaft spricht von Ko-Faktoren – mitverantwortlich für den Tod.

Im Falle von MDMA ist eine mögliche Todesursache Überhitzung und Flüssigkeitsverlust. Nachdem in England Ende der 80er Jahre einige Raver an Überhitzung gestorben sind, begannen Drogeneinrichtungen vor dieser und anderen Gefahren zu warnen und über die Möglichkeiten aufzuklären, Risiken zu verringern. Veranstalter wurden zu entsprechenden Schutzmaßnahmen verpflichtet. Die Zahl der Opfer ist danach deutlich zurückgegangen.

Weitere mögliche Todesursachen sind wie erwähnt Leberstörungen, Herzprobleme, Asthma und andere Vorerkrankungen des Opfers. Bei Verkehrsunfällen unter Ecstasy-Einfluß waren meist auch andere Drogen, insbesondere Alkohol, mitverantwortlich.

Unter dem Titel «Mordsspaß mit der Glückspille» berichtet die «Süddeutsche Zeitung» im Februar 1996 vom Tod eines Mädchens im bayrischen Ingolstadt. Der Fall war zum Zeitpunkt des Berichts noch nicht endgültig geklärt, doch soll die 17jährige an reinem MDMA gestorben sein. Ecstasy kann töten – in diesem Fall: wenn keine Hilfe geholt wird. Die Verstorbene lag laut Bericht drei Stunden ohnmächtig im Wohnzimmer, bis ein Notarzt gerufen wurde! So lange versuchten ihre Freunde vergeblich, sie wiederzubeleben. Drei endlose Stunden haben sich die Jugendlichen nicht getraut, Hilfe zu holen – aus Angst, ihr illegaler Konsum werde aufgedeckt und sie könnten mit Polizei und Eltern in Konflikt geraten. Tödliche Folgen hat hier nicht nur die Droge, sondern auch ihr Verbot.

Einen großen Anteil in der Statistik von sogenannten Ecstasy-Toten machen Suizide aus – Selbsttötungen, die in irgendeinem Zusammenhang mit dem Konsum von Ecstasy stehen. Sei es, daß sich das Opfer im Drogenrausch tötete, sei es, daß im Umfeld des Opfers Ecstasy gefunden wurde, auch wenn die Droge im Körper nicht nachweisbar war, sei es, daß das Opfer vor der Selbsttötung Drogenprobleme als Motiv für einen möglichen Suizid genannt hatte.

Der Konsum von Ecstasy und anderen Drogen kann Jugendliche in Schwierigkeiten bringen, aus denen sie in ihrer Verzweiflung keinen Ausweg sehen: Probleme in der Schule, in der Ausbildung, bei der Arbeit oder mit der Arbeitslosigkeit. Aber auch Konflikte im Elternhaus oder Streß mit Freund oder Freundin erscheinen oft ausweglos. In solchen Fällen können akute Drogenprobleme den Ausschlag für einen Suizid oder für einen Suizidversuch geben.

Gerade weil die Ursachen von Selbsttötungen so vielschichtig sind, ist es nicht nur wissenschaftlich falsch, den Tod auf eine Ursache zu reduzieren. Es ist auch ein zynisches Spiel mit Todesfällen, weil diese Vereinfachung nur einem Zweck dient: Sie soll abschrecken. Doch es ist nun einmal eine Tatsache, daß solche Todesfälle weniger abschrecken, als es sich die Initiatoren von Anti-Drogen-Kampagnen erhoffen und vorstellen. Nicht Abschreckung, sondern nur Aufklärung, Beratung und Hilfe können verhindern, daß solche Einzelfälle sich häufen.

Untersuchte Todesfälle

Der Berliner Verein «Eve & Rave» hat der Öffentlichkeit Ende 1996 eine Untersuchung über die Todesfälle des Vorjahres präsentiert. Die «Rauschgiftbilanz 1995» des Bundesinnenministeriums zählt 15 Personen, die «im Zusammenhang mit Ecstasy-Konsum» gestorben sind; das Bundeskriminalamt (BKA) listet für den gleichen Zeitraum 18 Tote auf.

In elf der genannten 18 «Fälle» ist – laut BKA – der Tod durch Suizid eingetreten. In fünf durch Überdosierung und in zwei «Fällen» im Zusammenhang mit einem Verkehrsunfall. Diese Todesfälle wurden gründlich nachrecherchiert anhand von Berichten der Polizei und der Staatsanwaltschaften, von Obduktionsberichten sowie von toxikologischen Gutachten gerichtsmedizinischer Institute. Geht man jedem einzelnen «Fall» nach, so kommt man zu erstaunlichen Ergebnissen.

Suizide
Fall 1: Ein Zusammenhang mit Ecstasy wird von der Staatsanwaltschaft verneint.
Fall 2: Ein Zusammenhang mit Ecstasy wird von der Staatsanwaltschaft verneint.
Fall 3: Ein Zusammenhang mit Ecstasy wird von der Staatsanwaltschaft verneint.
Fall 4: Laut toxikologischem Gutachten hatte das Opfer im Zeitraum vor seinem Tod kein Ecstasy konsumiert. Nach Aussage des Bruders war das Opfer Heroin-Konsument, nicht aber Konsument von Ecstasy.

Fall 5: Weder das toxikologische Gutachten noch der Obduktionsbericht ergaben Anhaltspunkte für den Konsum von Ecstasy unmittelbar vor dem Tode. Das Opfer war jedoch als Ecstasy-Konsument bekannt.

Fall 6: Weder das toxikologische Gutachten noch der Obduktionsbericht ergaben Anhaltspunkte für den Konsum von Ecstasy unmittelbar vor dem Tode. Das Opfer war jedoch als Ecstasy-Konsument bekannt.

Fall 7: Das Opfer starb nach dem Sprung aus dem Fenster eines Hochhauses. Es hatte den Suizid angekündigt und mit ausweglosen Drogenproblemen begründet.

Fall 8: Die Staatsanwaltschaft schließt einen Suizid unter Drogeneinfluß aus. In der Hosentasche des Opfers wurden jedoch 50 Ecstasy-Pillen gefunden.

Fall 9: Das toxikologische Gutachten weist Ecstasy, aber auch andere Drogen nach.

Fall 10: Das toxikologische Gutachten weist Ecstasy, aber auch andere Drogen nach.

Fall 11: Ein toxikologisches Gutachten wurde nicht erstellt, weil aus einem Abschiedsbrief hervorging, daß das Opfer eine Mixtur aus Amphetamin, LSD und Ecstasy genommen hatte.

Überdosierung

Fall 12: Das toxikologische Gutachten stellte keinen Zusammenhang mit Ecstasy her.

Fall 13: Das toxikologische Gutachten weist eine hohe Dosis Ecstasy nach in Kombination mit Alkohol und Kokain. Das Opfer hatte in diesem Zustand ein heißes Wannenbad genommen. Vermutet wird Tod durch Kreislaufüberlastung.

Fall 14: Das toxikologische Gutachten weist MDMA im Körper des Toten nach. Die Obduktion ergab darüber hinaus eine krankhafte Herzschwäche. Als Todesursache wird das Zusammenwirken von MDMA, chronischer Herzschwäche und körperlicher Anstrengung (Tanzen) vermutet.

Fall 15: Laut polizeilicher Ermittlung (BKA) soll das Opfer zehn Ecstasy-Pillen geschluckt haben. Obduktionsbericht und toxikologisches Gutachten liegen nicht vor. Die Ermittlungen sind noch nicht abgeschlossen.

Fall 16: Laut polizeilicher Ermittlung (BKA) soll das Opfer eine große Menge Ecstasy genommen haben. Obduktionsbericht und toxikologisches Gutachten liegen nicht vor. Die Ermittlungen sind noch nicht abgeschlossen.

Verkehrsunfälle

Fall 17: Das Opfer hat neben Ecstasy auch Alkohol konsumiert. Der Tod trat ein durch Ertrinken (das Auto wurde in einen Fluß gesteuert).

Fall 18: Das toxikologische Gutachten weist MDMA und MDEA sowohl im Blut wie im Urin nach.

Noch einmal. Es geht uns nicht darum, einzelne Todesfälle zu relativieren, um die Harmlosigkeit von Ecstasy zu beweisen. Hinter jedem statistischen «Fall» verbirgt sich ein Schicksal, um jeden statistischen Einzelfall trauern Eltern, Geschwister und Freunde. Wenn man aber davon ausgeht, daß trotz dieser Todesfälle eine steigende Zahl von Jugendlichen Ecstasy weiterhin konsumiert, dann ist es wichtig, die genauen Umstände eines «Falles» zu erforschen, um die Risiken so genau wie möglich beschreiben zu können. Sie alle einfach zu Ecstasy-Toten zu erklären, ist nichts als primitive Abschreckungspropaganda.

8. Wer Ecstasy konsumiert

8. Wer Ecstasy
konsumiert

Menschen, die Ecstasy konsumieren, lassen sich nicht einer bestimmten Gruppe oder einem bestimmten Typus zuordnen. Da gibt es Raverinnen und Partyjunkies, großstädtische Trendsetter und schwule Clubgänger, Alt-Hippies und Immer-noch-Yuppies, Handwerker und Angestellte, Therapeuten und New Age-Anhängerinnen, karrierebewußte Studenten und abgefahrene Künstlerinnen, schwer schuftende Bauarbeiter und experimentierfreudige Manager, arbeitslose Jugendliche und alleinstehende Mütter, angepaßte Schülerinnen und extrovertierte Nachtfalter, neugierige Sozialarbeiterinnen und zynische Journalisten, Fußballfans und Internet-Freaks. Die Szene ist mehr als unübersichtlich, und vom Ecstasy-Konsum abgesehen verbindet die unterschiedlichen Gruppierungen kaum etwas.

Mittels Interviews und Fragebögen versuchen die für das «Drogenproblem» zuständigen Behörden und wissenschaftlichen Institutionen herauszufinden, wer, warum, wie oft und wie lange Ecstasy konsumiert. Auf diese Weise hofft man, die Konsumenten erfassen und eingrenzen zu können und ihre Motive zu verstehen. Am Ende, als Lohn für all den Aufwand und all die Beharrlichkeit, stehen dann so umwerfende Erkenntnisse wie: Jugendliche nehmen Drogen vor allem, um Spaß zu haben.

Gestützt auf die unterschiedlichsten Umfragen bringen die Medien Zahlen in Umlauf, die nicht nur schwer nachprüfbar sind, sondern oft auch extrem voneinander abweichen. Weil wir weder an Über- noch an Untertreibung interessiert sind, geben wir solche Zahlen nur unter Vorbehalt als vage Größenordnungen wider.

So heißt es beispielsweise, daß es in der Bundesrepublik mehr als 540 000 Ecstasy-Konsumenten gibt. Seit Anfang der 90er Jahre läge die jährliche Zuwachsrate bei weit über 100 Prozent[9]. Kann sein. Kann auch nicht sein. Wir wissen es nicht.

In anderen Veröffentlichungen wird, ebenso gestützt auf Umfragen, behauptet, die Zahl der Erstkonsumenten steige gar nicht so dramatisch an und eine explosionsartige Nachfragesteigerung sei nicht zu erwarten. Kann sein. Kann auch nicht sein. Wir wissen es nicht.

Umstritten ist auch die Behauptung, parallel zum steigenden Ecstasy-Konsum sinke die Zahl der Erstkonsumenten von Heroin. Die Zahlen der jüngsten Rauchgiftbilanz 1996 in der Bundesrepublik widerlegen diese Behauptung.

All diese Bilanzen von Jahr zu Jahr sind genaugenommen nur bürokratische Kinkerlitzchen. In der Drogenstatistik gibt es ein ständiges Auf und Ab, und zwar sowohl was die Konsumentenzahlen als auch den Handelsumsatz betrifft.

Bislang war die Heroin-Szene von der Partydrogen-Szene scharf getrennt. Doch hier und da kommt es bereits zu Überschneidungen beider Szenen, hier und da wird Heroin auf Folie geraucht, oft in dem Irrglauben, diese Konsumform mache nicht süchtig.

Niederländische Untersuchungen teilen die Konsumentinnen und Konsumenten von Ecstasy in drei Gruppen ein[5]. Da sind jene, die Ecstasy zu Hause im Kreis von Freundinnen und Freunden nehmen und dabei auf eine besonders intensive Kommunikation aus sind. Da sind die Ausgeher, die Spaß haben, feiern und tanzen wollen. Und da ist die Gruppe von (meist) älteren Konsumenten, die Ecstasy therapeutisch in einem kontrollierten Setting nehmen.

Daneben gibt es eine Vielzahl weiterer Anwendungsmöglichkeiten. Paare nehmen Ecstasy zur Unterstützung ihrer Beziehungsarbeit und in der Absicht, Probleme zu lösen (das kann ohne den Beistand Dritter zu einem psychisch durchaus riskanten Unternehmen werden). Künstlerinnen und Künstler versuchen mit Ecstasy ihren künstlerischen Ausdruck zu intensivieren. Gestreßte erlauben sich mit Ecstasy einen entspannenden Kurzurlaub. Ecstasy wird – mit oder ohne Anleitung – eingesetzt bei der Meditation, bei Yoga, Tai Chi oder anderen spirituellen Ritualen. Schließlich gibt es auch Forschungsprojekte, die den medizinisch-therapeutischen Effekt bei Schmerzkranken und Krebspatienten untersuchen.

9. Safer Rave &
   Drug Infos

9. Safer Rave &
   Drug Infos

Wer keine Drogen nehmen will, sollte es lassen. Wer Drogen nehmen will, sollte wissen, daß er oder sie Risiken eingeht. Wer Risiken vermeiden und Gefahren verringern will, sollte bestimmte Spielregeln beim Konsum von Drogen beachten. Das macht die Drogenerfahrung ungefährlicher.

Das erste Mal:
Just Say Yes!
Just Say No!

Es ist wie beim Sex: Du selbst und niemand sonst bestimmt den Zeitpunkt für «das erste Mal». Laß dich von nichts und niemandem zu irgend etwas drängen. Ob du Drogen nimmst oder nicht, ist allein deine Entscheidung – vergiß aber nicht, es ist illegal.
Wenn du keine Lust hast oder Angst verspürst: Just Say No! Es gibt viele gute Gründe, keine Drogen zu nehmen. Wenn du im Kreis deiner Freundinnen und Freunde nicht mehr akzeptiert wirst, nur weil du nicht wie sie auf irgend etwas «drauf» bist, solltest du dir ernsthaft überlegen, ob du die richtigen Freunde

hast. Umgekehrt gilt: Wenn Freunde Drogen nehmen, ist das kein Grund, die Beziehung abzubrechen. Wohl aber hast du das Recht, deinen Widerwillen auszudrücken, wenn einige deiner Freunde ständig zugedröhnt und zugeballert rumhängen. Kritik zu üben ist zwar unangenehm und hebt nicht gerade die Stimmung, doch es ist das, was Freunden zusteht und was man auch von ihnen erwarten sollte.

Bist du aber an einem Punkt, wo du sagst, jetzt will ich es wissen, dann mußt du darauf gefaßt sein, daß «das erste Mal» – wie beim Sex – nicht immer und unbedingt in die höchsten Sphären des Glücks führt. Aufregend ist es jedoch allemal. Deshalb ist es auch normal, wenn du nervös bist und möglichst viel über die Droge, ihre Wirkungen und Nachwirkungen wissen willst. Stell alle Fragen, die dir einfallen, und laß dich beraten: Du kannst noch immer nein sagen.

Die Reise

Nicht umsonst setzte sich Ende der 60er Jahre, als LSD in der Jugendszene auftauchte, der von amerikanischen Hippies geprägte Begriff «Trip» im internationalen Sprachgebrauch durch. Wer einen Trip einwirft, begibt sich auf eine Reise, die einen Anfang hat und ein Ende. Wie jede Reise kann auch der Trip in einem Crash enden. Erfahrene Reisende werden deshalb nie unvorbereitet losziehen. Unterwegs lauern noch genügend Abenteuer und Gefahren. Um so wichtiger ist es, alle kalkulierbaren Risiken auszuschalten, noch bevor man sich auf den Trip begibt. Ein Trip ist nicht als Pauschalreise zu haben. Jeder muß seine Reisevorbereitungen selbst treffen, jeder muß für sich selbst herausfinden, wie sich der Verlauf des geplanten Trips positiv beeinflussen läßt. Jeder muß für sich klären, was er oder sie von einem Trip auf Droge erwartet.

Es gibt drogenerfahrene Reisende, bei denen die Droge auch dann gut kommt, wenn sie alleine unterwegs sind. Doch sie sind eher die Ausnahme. Wer Ecstasy einmal genommen hat, wird bestätigen, daß der Trip sehr viel besser kommt, wenn man das Reiseerlebnis mit anderen teilt. Je jünger und je unerfahrener man ist, desto fester sollte man sich an die Regel halten: Nimm nie Drogen alleine.

Zur Vorbereitung eines Drogentrips gehört es also auch, angenehme Reisebegleiter auszusuchen, Leute, auf die man sich verlassen kann, Freundinnen und Freunde, die sich um einen kümmern, so wie man sich auch um sie zu kümmern bereit ist.

Eine Reise, die man gemeinsam begonnen hat, sollte man auch gemeinsam beenden. Deshalb ist es ratsam, sich vorher über das Reiseziel zu verständigen. Wenn ihr euch auf einen Trip zu Hause oder in der Wohnung von Freunden einigt, dann solltet ihr für ein entsprechendes Setting sorgen und alle Streß- und Störfaktoren ausschalten. Laßt das Telefon läuten und die Türglocke klingeln – wenn der Trip gut läuft und ihr es gut miteinander habt, ist es besser, nicht auf das zu horchen, was von draußen reinkommt.

Auch die Proviantfrage sollte vor Reiseantritt geklärt werden. Sorgt dafür, daß genügend zu trinken und zu essen im Haus ist. Und natürlich sorgt für Musik. Manchmal geht es ganz ohne, aber meistens, in einer bestimmten Phase des Trips, wird das Bedürfnis nach Musik und nach Rhythmen geradezu überwältigend. Darauf sollte man vorbereitet sein – auch deshalb, weil vieles, was einem nüchtern leicht und selbstverständlich erscheint, auf Droge ziemlich beschwerlich werden kann. Schon der Gang zum Kühlschrank oder zum CD-Player wird zur endlosen Wüstenwanderung.

Nimm dir Zeit für den Trip. Nimm dir Zeit für den Chillout. Nimm dir Zeit für die Erholung danach. Du solltest ein ganzes Wochenende dafür reservieren. Wenn dir Streß, eine Prüfung oder andere wichtige Aufgaben bevorstehen, laß es. Sag die Reise ab. Deine Freunde werden das akzeptieren. Im übrigen hindert dich nichts daran, nüchtern mitzugehen. Das kann zu einem Trip ganz eigener Art werden. Denn die Energien bzw. die Vibrationen übertragen sich leicht auf andere, die nüchtern sind. Die wiederum sind in ihrer Nüchternheit, soweit es sich um Freunde handelt, so etwas wie ein Sicherheitsfaktor für Leute auf Droge. Es gibt Konsumenten, die grundsätzlich nur mit einem nüchternen Begleiter oder einer nüchternen Begleiterin auf Reise gehen.

Party & Rave

Wenn du auf einer Party Drogen nehmen willst, check die Location aus, bevor du die Drogen nimmst. Vielleicht ist die Stimmung gar nicht so toll wie erwartet, und es ist auf jeden Fall besser, wenn du dich vor Ort orientieren kannst.

Ausgehen und Partyfeiern ist eine Kunst für sich. Auf jedem Trip gibt es Situationen, in denen du – manchmal nur für einen Augenblick, manchmal für längere Zeit – den Durchblick verlierst. Überlege dir vorher, mit wem du ausgehst, wohin und wie lange. Überlege, was du mitnimmst – und was du besser zu Hause läßt: Beim Feiern auf Droge behält man nicht immer den Überblick mit der Folge, das eine oder andere zu verlieren oder vertrauensselig liegenzulassen.

Immer dabeihaben solltest du: genügend Geld (aber nicht zu viel), einen Ausweis (damit du dich notfalls bei der Polizei ausweisen kannst), nicht mehr Drogen als du unbedingt nehmen willst, bequeme Kleider (falls du verschwitzt bist und es kühl werden sollte), Kondome (Safer Sex!), Ohrstöpsel («Wie bitte?!»), Getränke (die Preise sind oft völlig überrissen), Traubenzucker, Kaugummi (wenn der Kiefer zu mahlen beginnt) und eine Sonnenbrille (die dich freundlicher in den Morgen blinzeln läßt). Zu Hause lassen solltest du dagegen jede Art von motorisiertem Fahrzeug.

Denk auf der Party immer daran: Du bist ein Gast und hast dafür (oft beträchtlichen) Eintritt bezahlt! Die Party wird für dich gemacht, und du machst die Party! Die Türsteher, das Bar- und Toilettenpersonal sind einzig und allein dafür da, daß es dir gutgeht – sie haben sich entsprechend freundlich zu benehmen. Tun sie das nicht, kannst du den Club vergessen. Es empfiehlt sich aber, Beschwerden freundlich abzugeben – nicht nur, weil du so aggressive Situationen vermeiden kannst, sondern auch, weil die Mitarbeiter von Clubs ihrer Arbeit nachgehen und einen Anspruch darauf haben, anständig behandelt zu werden.

Wenn du keinen Spaß hast, kann es auch an dir liegen. Statt rumzunerven und dich immer elender zu fühlen, während die anderen feiern: Geh nach Hause! Spaß auf Party kann man nicht erzwingen – weder mit Drogen noch sonstwie. Manchmal ist man ganz einfach nicht in Stimmung – dafür aber zu Hause oder sonstwo besser aufgehoben. Wieder einmal ein Buch lesen, im Bett liegen, sich wohl fühlen und schlafen, schlafen, schlafen.

Nimm die Droge erst, wenn du sicher bist, daß du dich wirklich wohl fühlen wirst. Bleib in Kontakt mit anderen, frag sie, wie es ihnen geht, und sag ihnen, wenn du dich schlecht fühlst. Wenn du deine Freunde verloren hast oder einfach Lust hast, jemanden kennenzulernen: Sprich auch Unbekannte an. Denn: Niemand geht auf eine Party, um einsam zu sein oder alleine zu bleiben. Fast alle freuen sich, angesprochen zu werden und jemanden kennenzulernen. Wenn was schiefgeht: Hilf anderen und laß dir helfen!

Gefährliche Grenzen sind beim Drogenkonsum schnell überschritten. Sprich andere darauf an, wenn du den Eindruck hast, sie würden die Kontrolle über sich und ihren Drogenkonsum verlieren. Und hör auch selber zu, wenn dir jemand so etwas sagt.

Vergiß nicht, regelmäßig zu trinken, dich abzukühlen und Pausen zu machen, auch wenn du dich nicht müde und erschöpft fühlst. Trinke keinen Alkohol: Es ist nicht nur schädlich, sondern schwächt auch die Ecstasy-Wirkung (ist aber niemals ein Mittel gegen Überdosierung!)

Bei Ängsten, Notfällen und Überdosierungen

Wenn du mitbekommst, daß es jemandem schlechtgeht, kannst du ihn oder sie meist mit einfachen Mitteln beruhigen:

- Bleib bei ihm.
- Rede ihm gut zu.
- Berühre ihn sanft.
- Bring ihn an die frische Luft.
- Gib ihm zu trinken.
- Keine Panik.
- Wenn die Situation außer Kontrolle gerät oder du dich überfordert fühlst, zögere nicht, sofort Hilfe zu holen!

Anzeichen einer Überdosierung sind: Zittern, Schweißausbruch, Ängste, Augenrollen, Krämpfe, Erbrechen, Ohnmacht und Kreislaufkollaps. Bei Ohnmachtsanfällen und Kreislaufproblemen unbedingt sofort einen Arzt rufen und diesem über die eingenommenen Drogen genau Auskunft geben. Ärzte stehen unter Schweigepflicht!

Nachlegen und Mischen

Jeder Trip und jede Party hat einmal ein Ende: Irgendwann ist Feierabend, Schluß, aus und vorbei. Oft fühlt man sich allerdings schon vorher müde und kaputt. Jeder hat seine eigene Leistungsgrenze – aber nicht jeder kennt sie. Das Ende einer Party ist nie ihr Höhepunkt, es macht also keinen Sinn, bis zum Schluß einfach nur durchzuhalten.

Viele versuchen das Ende hinauszuzögern, indem sie nachlegen. Das ist riskant, weil man so leicht eine Überdosis erwischt. Wegen der Toleranz kann man zwar die Dauer der Wirkung etwas verlängern, nicht aber ihre Intensität erhöhen. Ein chinesisches Sprichwort sagt: Wenn der Mond voll ist, nimmt er ab.

Chillout

Nach vier bis sechs Stunden läßt die Wirkung von Ecstasy nach. Du wirst langsam nüchtern und müde, der Zauber der Nacht entweicht, und vieles, was zuvor noch so außergewöhnlich und intensiv war, zeigt sich nun wieder im gewohnten Licht. Das kann manchmal bitter und traurig sein – muß es aber nicht. Wenn du dich darauf einstellst, das Ausklingen der Wirkung zu genießen, das Erlebte in Gedanken noch einmal Revue passieren zu lassen und mit anderen darüber zu reden, wirst du entdecken, daß diese Phase ihre eigene Qualität hat. So kannst du langsam in die «normale Welt» zurückkehren.

Du hast viel erlebt und ausgiebig getanzt, kein Wunder, daß du jetzt erschöpft bist. Vitamine helfen, die Erschöpfung zu mildern. Trinke Obst- und Gemüsesäfte. Achte auf deine Ernährung, auch wenn du keinen Hunger verspürst.

Wenn deine Drogenerfahrung problematisch war und dich das Erlebte belastet, such dir jemanden, um darüber zu reden. Scheue dich nicht, auch professionelle Hilfe bei einer Jugend-

und Drogenberatungsstelle in Anspruch zu nehmen. Entsprechende Adressen findest du im Telefonbuch.

Das nächste Mal

Wenn die Reise erlebnisreich war und ohne unangenehme Zwischenfälle, kann es sein, daß du schon bald dem nächsten Trip entgegenfieberst. Lerne aus den Erfahrungen der ersten Trips, bleibe so vorsichtig und behutsam wie beim erstenmal. Jeder weitere Trip birgt neue Überraschungen und neue Risiken. Gewöhne dir nicht an, regelmäßig Drogen zu nehmen: Parties machen auch ohne Drogen Spaß. Mach immer lange Pausen zwischen dem Konsum. Um die volle Wirkung von Ecstasy wieder zu verspüren, brauchst du sowieso zwei bis drei Wochen Pause.

Infos für Boys & Girls [16]

Manche Risiken sind für Frauen und Männer unterschiedlich. Weil Frauen häufig ein geringeres Körpergewicht haben als Männer, wirken Drogen wie Ecstasy bei ihnen stärker und auch schon in geringeren Dosierungen.

Vor allem Jungs und Männer dosieren oft gefährlich hoch. Respekt vor sich selber heißt: Wissen, wann es genug ist. In beiden Fällen gilt: Weniger ist mehr!

Grundsätzlich solltet ihr folgende Regeln beachten:
• Denke von vornherein an den Hangover nach dem Drogenkonsum. Lerne damit umzugehen, ohne andere Drogen gegen den Kater zu nehmen.
• Keine Drogen vor Prüfungen, wichtigen Arbeiten etc.
• Sei vorsichtig mit Drogen, die du nicht kennst.

• Sei vorsichtig mit dem Mixen von Drogen. Jeder Mensch reagiert anders auf Drogen.

• Das Mixen von stimulierenden Drogen (wie Ecstasy oder Speed) mit betäubenden Drogen (wie Alkohol oder Schlaf- und Beruhigungsmittel) ist gefährlich.

• Egal, ob Frauen oder Männer – immer daran denken: Safer Sex praktizieren und Kondome benutzen.

Special Infos für Girls [16]

Niemand weiß genau, welchen Einfluß Ecstasy auf Periode, Schwangerschaft oder die Wirkung der Anti-Baby-Pille hat. Bedenken solltest du:

• Übelkeit und Erbrechen sind gelegentliche Nebenwirkungen von Ecstasy. Grundsätzlich kann die Wirkung der Anti-Baby-Pille durch Drogen oder Erkrankungen, insbesondere Durchfall und Erbrechen, beeinträchtigt werden.

• Falls du starke Menstruationskrämpfe und Schmerzen hast, du dich schlecht und niedergeschlagen fühlst, solltest du kein Ecstasy nehmen. Das macht alles noch viel schlimmer.

• Wenn du schwanger sein könntest oder sogar sicher bist, schwanger zu sein, solltest du überhaupt keine Drogen nehmen – egal, welche. Hole dir auf jeden Fall medizinischen Rat.

• Wenn du Ecstasy oder andere Drogen konsumierst, zuwenig ißt oder sonstwie ungesund lebst, kann die Periode ausbleiben. Das heißt aber nicht, daß du nicht schwanger werden kannst.

• Nie mit leerem Magen Drogen konsumieren (aber auch nicht vollgefressen).

• Denke immer daran, dich gesund und regelmäßig zu ernähren und auf deinen Körper zu achten.

Stop![16]

Du solltest sofort Partypause machen und mindestens sechs Wochen keine Drogen nehmen, wenn du:

• regelmäßig jedes Wochenende Drogen nimmst,

• pro Wochenende mehr als zwei Pillen Ecstasy oder jedes Wochenende Speed nimmst;

• an einem Abend oder am Wochenende mehrere Drogen nimmst;

• schon mal nicht mehr wußtest, wieviel du übers Wochenende genommen hast;

• nach dem Partywochenende Nierenschmerzen hast;

• dich depressiv, einsam und erschöpft fühlst;

• dich auf Droge verfolgt fühlst und alles um dich herum als feindlich wahrnimmst;

oder wenn:

• du Probleme in der Schule/im Beruf hast (besonders montags),

• Ecstasy oder andere Drogen bei dir nicht mehr so wirken wie früher;

• dich außer Party eigentlich nichts mehr so richtig interessiert;

• sich ohne Drogen Langeweile und ein Gefühl der Leere breitmachen;

• du nur noch Leute triffst, die Drogen nehmen.

Pillenkauf

Würde Ecstasy legal als Originalstoff über Apotheken oder Spezialläden vertrieben, kämen die Käufer in den Genuß des gesetzlich vorgeschriebenen Konsumentenschutzes, der unter anderem die Zusammensetzung und die Dosierung einer Pille garantiert. Was auf der Schachtel draufsteht, ist in der Pille auch drin.

Weil MDMA aber zu den illegalisierten Rauschsubstanzen gehört und infolgedessen nur am Schwarzmarkt erhältlich ist, wird das Risiko, gestreckten und gepanschten Stoff zu erwerben, voll auf die Konsumentinnen und Konsumenten abgewälzt. Die können die Risiken durch ihr Kaufverhalten zwar verringern, völlig ausschalten lassen sie sich jedoch nicht.

• Informiere dich über den Ruf der jeweils angebotenen Pille. Höre dich um bei anderen Partygängern.

• Kaufe nicht bei Unbekannten.

• Kaufe keine Fantasiemischungen.

• Vermeide Kapseln, da die leichter gestreckt werden können.

• Achte auf den Geschmack: MDMA schmeckt bitter, riecht aber nach nichts.

• Nimm zunächst nur die Hälfte der Pille. Warte auf die Wirkung. Sie setzt in der Regel spätestens nach einer Stunde ein. Je nach Mageninhalt kann es auch länger dauern.

• Sollte die Wirkung nicht so einfahren, wie du erwartet hast, warte dennoch etwas, bevor du die andere Hälfte nimmst.

• Dosiere niedrig.

10. Polizei
und Justiz

10. Polizei
und Justiz

In einem wesentlichen Punkt unterscheidet sich der Ecstasy-Trip von einer Bahnreise oder einem Transatlantikflug: Reisende können ihr Ticket nicht einfach am Schalter lösen, denn ihr Trip ist illegal. Wie schon die vorangegangenen Generationen sehen sich auch Raverinnen und Raver mit einem «Drogenproblem» konfrontiert – nämlich dem der Illegalität und der Kriminalisierung. Bedürfte es eines weiteren Beispiels für das Scheitern der prohibitiven Drogenpolitik, Ecstasy wäre nicht das schlechteste. Als die Droge 1986 verboten wurde, war sie nur wenigen Insidern bekannt. Erst nach dem Verbot trat Ecstasy seinen Siegeszug an.

Recht

Viele jugendliche Drogenkonsumenten sind sich der Illegalität ihres Drogengebrauchs nicht bewußt und die meisten über eventuelle rechtliche Folgen nicht im klaren. Ihnen fehlt in diesem Punkt jedes Unrechtbewußtsein. Kommen sie wegen ihres Umgangs mit Drogen in Konflikt mit der Polizei und der Justiz, dann wissen sie oft nicht, wie sie sich verhalten sollen.

Verbot

Die verschiedenen mit Ecstasy bezeichneten Substanzen werden vom Bundeskriminalamt (BKA) den «harten Drogen» zugerechnet: Laut BKA hat MDMA ein «hohes psychisches Abhängigkeitspotential». Wer MDMA, MDA, MDEA und DOB herstellt, handelt oder besitzt, macht sich strafbar. Das gilt im Prinzip auch für die Stoffe MBDB, 2CB und MDOH.

Weil neue Substanzen auf den Markt kommen und als Drogen gehandelt werden, hinkt die Verbotspolitik und die Betäubungsmittelgesetzgebung der Entwicklung immer einen Schritt hinterher. Dabei wirkt die Verbotspolitik selber als unfreiwilliger Motor für die Entwicklung neuer, noch nicht verbotener Drogen. Denn sie enthält die heimliche Aufforderung, ständig neue molekulare Abwandlungen zu designen.

Repression

Von Jahr zu Jahr wächst die Menge beschlagnahmter Ecstasy-Pillen. Obwohl jährlich einige hunderttausend Pillen sichergestellt werden, ist am Schwarzmarkt keine Verknappung des Angebotes festzustellen. Darauf weist auch der Preis hin, der in den letzten Jahren ständig gesunken ist. Die jährliche Steigerungsrate bei der Sicherstellung von Ecstasy durch die Polizei ist nach allgemeiner Auffassung von Experten als Hinweis auf ein steigendes Angebot zu werten.

Die polizeilichen Aktivitäten treffen in erster Linie Konsumenten und Kleindealer, da diese leichter zu fassen sind. Weil Herstellung und Großhandel professionell organisiert sind und die jeweils modernsten Technologien eingesetzt werden, ist selbst intensiven polizeilichen Fahndungsmethoden mit V-Leuten und elektronischer Überwachung nur wenig Erfolg beschieden. Also hält man sich an die Kleinen. Demonstrativ werden vor großen Technoparties Leibesvisitationen am Eingang durchgeführt. Solche Aktionen sind nicht nur schikanös, sondern sinnlos und schädlich. Die Ausbeute ist mehr als mager. Und die erhoffte Abschreckung funktioniert auch nicht. Folgenlos sind solche Aktionen jedoch nicht. Viele Besucher schlucken, in der Erwartung durchsucht zu werden, die mitgebrachten Pillen schon vor dem Eintritt, was schnell zu einer Überdosierung führen kann. Oder sie kaufen, um die Eingangskontrolle zu umgehen, bei Dealern vor Ort zu überhöhten Preisen schlechte Qualität. Das wiederum birgt gesundheitliche Risiken.

Wie es auch anders geht, zeigt das Beispiel der niederländischen Polizei. Sie warnt die Szene, wenn sie über entsprechende Informationen verfügt, vor gefährlich hoch dosierten Pillen.

Mit ihren hektischen Aktivitäten in der Partyszene schalten die Drogenfahnder die meist jugendlichen Kleindealer aus. An deren Stelle treten Banden, die besser organisiert und oft auch gewaltbereit sind.

Strafmaß

Von einer einheitlichen Rechtsprechung bei Drogendelikten kann man in der Bundesrepublik schon lange nicht mehr sprechen. In einigen Bundesländern wird verfolgt und bestraft, was in anderen ignoriert und von Amts wegen niedergeschlagen wird. Grundsätzlich wird unterschieden zwischen dem Besitz einer «geringen Menge», dem Besitz einer «normalen Menge» und dem Besitz einer «nicht geringen Menge». Bei einer «geringen Menge» von zwei bis drei Konsumeinheiten ist es mittlerweile gängige Rechtspraxis, daß aus Gründen der Verhältnismäßigkeit das Delikt nicht geahndet wird.

Hinweise für den
Umgang mit der Polizei

Natürlich kannst du deinen Kopf in den Sand stecken und die Risiken der Strafverfolgung ignorieren. Besser ist, du nimmst sie zur Kenntnis, um auf den Eventualfall vorbereitet zu sein. Du mußt wissen: Auch als Verdächtiger oder Beschuldigter hast du Rechte. Du giltst als unschuldig bis zu einer rechtskräftigen Verurteilung. Allein wegen des Konsums von verbotenen Drogen kannst du nicht bestraft werden. Und du hast immer das Recht auf einen Anwalt. Wenn du minderjährig bist, ist die Polizei verpflichtet, deine Mutter oder deinen Vater zu informieren.

• Wenn du in eine Polizeikontrolle gerätst, bleibe ruhig, auch wenn du «drauf» bist. Keine Panik!
• Wenn du kontrolliert wirst, schluck keine Drogen runter, um sie zu verstecken – du kannst dir dabei eine gefährliche Überdosis einfangen.
• Wenn du dich ungerecht behandelt fühlst, dann protestiere, bleib aber cool und höflich – du kannst dich sonst strafbar machen.

Wissen mußt du auch [12]:
• Die Polizei darf dich mit der Begründung oder dem Vorwand, es sei «Gefahr im Verzug», *kontrollieren*. Du bist einzig verpflichtet, deinen Namen, dein Geburtsdatum und deinen Wohnsitz anzugeben. Daher ist es ratsam, immer einen Personalausweis oder einen Reisepaß bei sich zu tragen. Andernfalls kann man dich bis zu 12 Stunden festhalten. Die Telefonnummer eines Rechtsbeistandes und etwas Kleingeld zum Telefonieren bei sich zu haben, kann nie schaden.
• Liegt der konkrete Tatverdacht des Drogenbesitzes vor, dürfen die Polizeibeamten dich auch *durchsuchen*.
• Einer *Vorladung der Polizei* mußt du nicht Folge leisten. Ob

du der Vorladung folgst oder nicht, solltest du mit einem Anwalt klären.

• Vernimmt dich die Polizei als *Beschuldigter*, hat sie sich an rechtsstaatliche Regeln zu halten. Sie muß dich vor der Vernehmung über das, was dir vorgeworfen wird, aufklären. Sie hat die Pflicht, dir mitzuteilen, daß du dich zu den Beschuldigungen äußern kannst, aber auch, daß du schweigen darfst, und daß du das Recht auf die freie Wahl eines Anwalts hast. Du kannst immer die Aussage verweigern. Höre nicht auf die Versprechungen von Ermittlern, sie können ihre «Angebote» sowieso nicht einhalten. Die sind nämlich gesetzeswidrig. Bist du stark übermüdet oder auf Drogen, darf dich die Polizei nicht vernehmen. (Weil Tatverdächtige in diesem Zustand oft besonders redselig sind, wird diese Vorschrift von den Vernehmungsbeamten oft gerne «vergessen».) Vor allem aber: Bestehe auf deinem Recht, einen Anwalt oder eine Anwältin hinzuzuziehen. Sie werden dir nicht nur raten, wie du dich zu verhalten hast, sie haben auch umfassende Akteneinsicht und Informationszugang.

• Wenn du als *Zeuge* vernommen wirst, darfst du die Aussage verweigern, wenn du nahe Verwandte, deinen Verlobten oder deine Verlobte belasten könntest. Du darfst die Aussage auch verweigern, wenn du dich selbst belasten könntest.

• Deine *Wohnung durchsuchen* darf die Polizei nur mit einem richterlichen Durchsuchungsbefehl oder bei «Gefahr in Verzug». Die Beamten müssen dir auf Anfrage erklären, worum es geht. Du hast das Recht bei der Durchsuchung anwesend zu sein, kannst dich aber auch entfernen oder telefonieren, um einen Anwalt zu benachrichtigen. Du mußt der Polizei bei der Durchsuchung nicht zur Hand gehen.

• Die Polizei kann dich *vorläufig festnehmen* bei «Gefahr in Verzug», bei dringendem Tatverdacht sowie bei Flucht- oder Verdunkelungsgefahr. Sie muß dir die Gründe der Festnahme nennen.

Kurz und bündig: Bei Streß mit der Polizei, gib Namen, Geburtsdatum und Adresse an. Verlange einen Anwalt und schweige.

11. Drogen,
Politik & Szene

11. Drogen, Politik & Szene

Das Schlamassel der aktuellen Drogenpolitik ist unübersehbar. Die Verbotspolitik ist nicht nur gescheitert, sie hat zusätzliche Probleme geschaffen, mit schädlichen Folgen für die Konsumenten wie für die Gesellschaft.

Manchester: Safer Dance

Manchester war die erste europäische Stadt, die mit den Folgen von Ecstasy, seinen Hochs und Tiefs konfrontiert wurde. Der Boom von Acid House und die rasante Verbreitung der bis dahin kaum bekannten Droge trugen Ende der 80er Jahre der zur Industrieruine verkommenen Stadt eine enorme Popularität bei Jugendlichen ein – und den Namen «Madchester». Doch schon bald wurden die ersten Todesfälle registriert. Die Opfer waren jugendliche Tänzerinnen und Tänzer, die in engen, heißen und stickigen Clubs auf Ecstasy an Überhitzung und Flüssigkeitsverlust gestorben sind.

Die städtischen Behörden standen vor der Entscheidung, entweder rigoros gegen das vibrierende Nachtleben vorzugehen und dabei die neu errungene Anziehungskraft der Stadt zu ruinieren, oder die Entwicklung zu dulden und dafür massive Vorwürfe wegen Begünstigung des Konsums von gefährlichen Drogen in Kauf zu nehmen. Mit der «Safer Dance Campagne» fand die Stadtverwaltung, die von Drogenfachleuten (Lifeline) beraten wurde, einen intelligenten Ausweg aus der Zwickmühle. Anstatt Clubs, in denen Drogen konsumiert wurden, zu schließen, suchten die Behörden die Zusammenarbeit mit Partyveranstaltern und Clubbetreibern. Man einigte sich auf eine Reihe von Schutzmaßnahmen:

- Die Räume müssen gut belüftet sein.
- Chillout-Räume, in denen Raverinnen und Raver sich abkühlen und erholen können, müssen vorhanden sein.
- Trinkwasser muß gratis abgegeben werden.
- Das Personal muß in Erster Hilfe ausgebildet sein.
- Informationen zu Drogen müssen angeboten werden.

In zahlreichen kleinen Broschüren werden Drogen-Konsumenten leichtverständlich und witzig über Drogen aufgeklärt und mit einprägsamen Sprüchen wie «What goes up, must come down» vor Gefahren gewarnt. Ziel ist, einen weniger riskanten und weniger häufigen Gebrauch zu erreichen. Außerdem will man verhindern, daß die Gruppe der Ecstasy-Konsumenten auf andere Drogen «umsteigt».

Niederlande:
Drug Checking

Auch in den Niederlanden, wo Ecstasy bei den Zwölf- bis Achtzehnjährigen als die am häufigsten konsumierte illegale Droge nach Cannabis gilt, hatte man schon bald erkannt: «Nichts schmeckt süßer als verbotene Früchte.» Wie in Manchester baut auch die «Safe House Campaign» in Amsterdam auf die Zusammenarbeit mit den Veranstaltern von Raves und Parties. Und wie so oft gingen die niederländischen Drogenfachleute gleich einen Schritt weiter. Sie führten ein «Drug Checking Program» ein. Seit 1988 werden in Holland jährlich einige hundert

Ecstasy-Muster untersucht. Verschiedene Institutionen bieten einen anonymen Analyse-Service an. Werden gefährliche Stoffe oder hochdosierte Pillen gefunden, wird die Szene mit Handzetteln und über Medienmitteilungen gewarnt.

Berlin:
Eve & Rave

In Berlin hat sich der «Verein zur Förderung der Technokultur und Minderung der Drogenprobleme» vorgenommen, Rituale der Technoszene zu vermitteln und zu fördern. Eve & Rave will die auf Parties gemachten Erfahrungen in den Alltag hinüberretten. Gesundheit, Kultur und Arbeit sollen gleichwertig miteinander verknüpft werden. Der 1994 gegründete Verein Eve & Rave, eine Organisation von Raverinnen und Ravern, hat die erste Aufklärungsbroschüre über Partydrogen erstellt. Sie war politisch heiß umstritten, ist aber noch heute als «safer-use-info zu ecstasy, speed, kokain, lsd und zauberpilzen» im Umlauf. Vom Frühjahr 1995 bis Herbst 1996 ließ der Verein auch Analysen von Pillen durchführen. Nach Hausdurchsuchungen, polizeilichen Ermittlungen und Anzeigen kann dieser Service in Berlin nicht weitergeführt werden. In anderen deutschen Städten haben sich Ableger von Eve & Rave gebildet.

Die Idee des Drug Checking findet immer mehr Zuspruch auch bei staatlichen Stellen. In Hannover und Umgebung leistet das Drogenberatungszentrum mit seinem Drobs-Info-Mobil Aufklärung. Es bietet auch einen Analyseservice an. In Hamburg betreibt das Büro für Suchtprävention und die Landesstelle gegen die Suchtgefahren ein «ecstasy project» mit dem Ziel der Schadensbegrenzung.

Harm Reduction

Wer sich für das Konzept einer schadensbegrenzenden Politik entschieden hat, geht davon aus, daß Drogen zu verbieten keinen Sinn macht. Daß Drogen-Konsumenten über die Gefahren und Risiken Bescheid wissen müssen. Daß die, die mit Drogen Probleme bekommen, beraten und unterstützt werden müssen – ohne Drohungen und ohne moralische Überheblichkeit. An die Stelle der realitätsfernen Parole «Just Say No» (Sag einfach Nein) tritt die Aufforderung «Just Say Know» (Wisse einfach Bescheid). «Harm Reduction» wird diese Politik genannt.

Zweifellos ist «Harm Reduction» der richtige Weg zur Entschärfung des sogenannten Drogenproblems. Doch ist nicht zu übersehen, daß die Szene Gefahr läuft, sich bei ihrem Tanz mit der Pille an die fürsorgliche Belagerung zu gewöhnen: Beim Schritt in die eine Richtung stellt sich dir ein Polizist in den Weg, der deine Taschen durchsuchen will, bei der Drehung in die andere Richtung winkt dir ein freundlicher Sozialarbeiter entgegen, der Broschüren und Fruchtsäfte verteilt.

Diese Entmündigung führt sichtlich zur Selbstaufgabe vieler Konsumentinnen und Konsumenten. Sie verhindert die Entwicklung eines selbstverantwortlichen Umgangs mit Drogen. Statt sich einzulullen und sich was vorzumachen – «Drogen? Ich doch nicht», «Absturz? Ich hab alles im Griff» –, sollten die User ihren eigenen Konsum zum Thema machen. Auf Parties auf Freundinnen und Freunde achten, soziale Netze knüpfen, die auch ohne Pille happy machen, sich in der Szene austauschen, von Erfahrungen anderer lernen. Darauf zu warten, daß einem irgendwann ein Rave-Samariter aus der Patsche hilft, sei also niemandem angeraten.

12 Partydrogen

12. Partydrogen

Alkohol

Alkohol ist die Volksdroge Nummer eins; er nimmt auch als Partydroge einen Spitzenplatz ein. Alkohol ist billig, überall und jederzeit erhältlich sowie gesellschaftlich akzeptiert. Wo Menschen zusammenkommen, wird getrunken. Wo sie feiern, wird gesoffen. Und obwohl sich Ecstasy wie auch andere Drogen mit Alkohol schlecht vertragen und Mischkonsum sehr gefährlich ist, wird auch in der Partyszene über den Durst gebechert.

Wenn allerdings vom «Drogenproblem» die Rede ist, wird selten an Alkohol gedacht. Dabei sprechen die Zahlen für sich: In der Bundesrepublik sind 2,5 Millionen Menschen alkoholabhängig. Jährlich sterben Zehntausende von Menschen an den direkten und indirekten Folgen des Alkohol-Mißbrauchs. Nahezu die Hälfte aller Verkehrstoten und eine große Anzahl schwerer Gewaltdelikte sind auf ein durch Alkohol getrübtes Bewußtsein zurückzuführen.

Geschichte

Vermutlich kannten schon die Jäger und Sammler in den Urzeiten der Menschheit die berauschende Wirkung *vergorener Früchte*. Sicher aber haben die Ackerbau betreibenden Stämme und Völker damit begonnen, Weinberge anzulegen und Getreide anzupflanzen, um *alkoholische Getränke* zu gewinnen. *Wein* und *Bier* dienten schon im alten Ägypten als *Opfergaben* für die Götter und als *Heilmittel* für die Menschen. Das Christentum übernahm den Wein als *Sakrament*. Er symbolisiert das Erlöserblut und ist Bestandteil des Abendmahls.[15]

Alkohol wurde als *Genuß-, Rausch- und Nahrungsmittel* immer geschätzt. Beim Bau der ägyptischen Pyramiden tranken die Arbeiter Bier. Die alten Griechen verehrten Dionysos, den Gott des Weines und des Rausches. Die antiken Römer setzten auf kontinuierlichen, aber mäßigen Genuß. Die Araber gaben dem Stoff den Namen Alkohol – *«das Feinste von etwas»*. Die Germanen hielten ausgiebige Zechgelage ab. Und bis ins Mittelalter war das «Trinken bis zum Umfallen» in deutschen Landen selbstverständlich. Bier wurde vor allem in Klöstern hergestellt. Bevor sich die Kartoffel im 18. Jahrhundert als Grundnahrungsmittel durchsetzte, war Bier ein wichtiger Bestandteil der Alltagsnahrung.

Die zunehmende industrielle Herstellung und kommerzielle Vermarktung führte ab dem 16. Jahrhundert zur Verbreitung von *Branntwein* und *Schnaps* als hochprozentige Rauschmittel. Die Industrialisierung wurde getragen von einer extrem ausgebeuteten Arbeiterschaft, die sich mit hochprozentig Gebranntem betäubte und billig nährte. Seither wird der Alkoholismus als Geißel der Menschheit beklagt. Die Trunksucht und das mit ihr verbundene Elend führte zur puritanischen Gegenbewegung der Abstinenzler. In den USA versuchte man erfolglos mit dem Verbot von Alkohol, das Problem in den Griff zu bekommen: Die Prohibition dauerte von 1919 bis 1933 und führte vor allem zum Aufschwung der organisierten Kriminalität. Statt auf Verbot setzen die meisten Staaten seither auf die Kontrolle der Herstellung und des Verkaufs, vor allem aber auf die wirtschaftlich lohnenswerte Besteuerung. Die Bundesrepublik nimmt jährlich etwa acht Milliarden Mark an Alkoholsteuern ein.

Substanz

Alkohol bzw. Ethylalkohol entsteht durch Vergärung von kohlehydrathaltigen Naturprodukten mit Hefe. Ein Glas Wein (1 dl), 1 Glas Bier (3 dl) oder ein Glas Gebranntes (3 cl) enthalten jeweils ungefähr die gleiche Menge Alkohol (7 Gramm). Alkohol kommt aber auch in Lebensmitteln und Arzneien vor. Das Gesetz verbietet den Verkauf hochprozentiger Getränke an Jugendliche unter 18, sowie den Verkauf von sogenannt weichen Alkoholika an Kinder unter 16 Jahren.

Wirkung

Alkohol wirkt betäubend, löst aber bei geringer Dosis ein Gefühl des Angeregtseins aus. Man fühlt sich leicht, entspannt, warm und unbeschwert. Man ist angeheitert, enthemmt, und die Zunge lockert sich. Die Bereitschaft und die Fähigkeit, sich selbstkritisch zu beurteilen, nimmt ab. Die Enthemmung und die verminderte Selbstkontrolle führen häufig zu aggressivem Verhalten und zu einer erhöhten Gewaltbereitschaft. Bei einer deutlichen Angetrunkenheit ist die Bewegungskoordination gestört, Reaktionsfähigkeit und Schmerzempfinden nehmen ab. Bei starker Betrunkenheit beginnt man zu stottern und zu schwanken, wird redselig, oder man führt Selbstgespräche. Ein schwerer Rausch führt zu Erbrechen, schweren Gleichgewichtsstörungen und einem Zustand der Hilflosigkeit. Schließlich versagen die Bewegungsnerven, das Bewußtsein setzt aus (Filmriß), und es droht eine akute Vergiftung mit Todesfolge.

Die Verträglichkeit von Alkohol ist individuell stark unterschiedlich. Wirkung und Gefährdung sind abhängig von Alter (Kinder und Jugendliche sind gefährdeter), Geschlecht (Frauen vertragen weniger Alkohol), gesundheitlichem Allgemeinzustand und von der seelischen Verfassung.[15]

Gefahren

Mäßiger und kontrollierter Konsum gilt als unschädlich. Nach einem Rausch macht sich allerdings der «Kater» bemerkbar: Kopfschmerzen, Erschöpfung, Übelkeit, Gereiztheit und Nervosität. Langanhaltender, übermäßiger Alkoholkonsum endet früher oder später in der Sucht. Die psychische und die körperliche Abhängigkeit entwickelt sich schleichend – bei Jugendlichen allerdings viel schneller als bei Erwachsenen.

Ebenso schleichend entwickeln sich Schäden in Hirn, Leber, Nerven, Herz, Magenschleimhaut und Bauchspeicheldrüse. Stark betroffen ist das Gehirn: Es kann zu Hirnschrumpfung, zur Verminderung der geistigen Leistungsfähigkeit und einer Veränderung der Persönlichkeit kommen. Die Lebenserwartung nimmt ab. Viele alkoholbedingte Krankheiten können zum Tod führen. Außerdem begehen süchtige Trinker häufiger Suizid und sind allgemein unfallgefährdeter. Existenzbedrohend sind auch soziale Isolation und finanzielle Nöte als Folge des Alkoholmißbrauchs.[6,15,20]

Amphetamine (Speed)

Drei von vier britischen Ecstasy-Konsumenten nehmen zusätzlich Speed, und die Hälfte von ihnen hat Speed gegenüber eine «positive» Einstellung. Das ergab eine 1996 durchgeführte Umfrage des britischen Club-Magazins «mixmag».[18] Weltweit – in den USA, in England, in Deutschland und in Japan – wird von einem Comeback der aufputschenden Amphetamine geredet. Doch Speed war immer schon da. Neue Drogen tauchten auf, wurden populär und gerieten ins Blickfeld der Öffentlichkeit – LSD in den 60er, Heroin in den 70er, Kokain in den 80er und Ecstasy in den 90er Jahren. Speed lief immer in deren Schatten mit. Speed ist die unterschätzte Droge schlechthin.

Geschichte

Das *Amphetamin* wurde 1887 synthetisiert, seine psychische Wirkung entdeckte man allerdings erst 1910 durch Zufall. Man hatte herausgefunden, daß Amphetamin dem Hormon *Adrenalin*, das auf fast alle Organe des Körpers Einfluß nimmt, chemisch ähnelt. Adrenalin erhöht den Blutdruck, läßt das Herz schneller schlagen, hemmt die Darmbewegungen und erweitert die Bronchien. In den «goldenen» 20er Jahren galt Amphetamin als *medizinisches Wundermittel*, das zur Behandlung von allem und jedem eingesetzt wurde: Bei Depressionen und Neurosen genauso wie bei Alkoholismus, Epilepsie oder Fettleibigkeit. Bereitwillig verschrieben Ärzte den *Stimmungsaufheller* an Hausfrauen, Geschäftsmänner und Soldaten.

Als das Verbot von Kokain Ende der 20er, Anfang der 30er Jahre auch im Deutschen Reich zu greifen begann, entstand Bedarf nach einer *Ersatzdroge*. Auch die Pharmaindustrie, die mit dem zeitgleichen Verbot ihrer Produkte Heroin und Morphin ein profitables Geschäft verloren hatte, suchte nach Ersatz. Das war die Stunde der Amphetamine, die nicht nur Kokain als *Freizeitdroge* ersetzten, sondern auch als *Kampfstoffe* im Zweiten Weltkrieg eine große Bedeutung erlangten. Amphetamine bzw. amphetaminhaltige Nahrungsmittel wie die *Panzerschokolade* wurden von den Nazi-Armeen eingesetzt, bevorzugt bei Flieger- und bei Panzertruppen. Aber auch die Armeen der westlichen Alliierten hatten die Kriegstauglichkeit der *Aufputschdroge*, die anhaltend wach und mutig macht, entdeckt. Noch in den 60er Jahren, als das Suchtpotential und die Schädlichkeit der Droge längst bekannt war, händigte die US Army in großem Umfang Amphetamine an ihre Truppen aus.

Pervitin (Methamphetamin), welches sich besonders großer Wertschätzung erfreute, wurde 1941 dem Opiumgesetz unterstellt. Der Verkehr mit Amphetaminen stand von nun an unter gesetzlicher Kontrolle. Im Deutschland der Nachkriegszeit spielten Amphetamine jedoch weiterhin eine Rolle – vor allem in den Westzonen: Die *Droge der Zerstörung* wurde nun zur *Droge des Wiederaufbaus*.

Als in den 50er Jahren der Rock'n'Roll mit seinem beschleunigten Beat und seiner erhöhten Lautstärke nordamerikanische und westeuropäische Jugendliche erfaßte und begeisterte, etablierte sich Amphetamin in der Jugendszene als *Tanzdroge* – meist in Kombination mit Alkohol. Populär wurden zu der Zeit aber auch in den USA entwickelte *Schlankheitsmittel* auf Amphetaminbasis. Besonders beliebt bei Schülern und Studenten war *AN 1*, welches auf dem Beipackzettel als Mittel gegen «Konzentrationsprobleme, Morgenmüdigkeit und Arbeitsunlust» empfohlen wurde. Auf die Amphetaminwelle aus der Wiederaufbauphase folgte eine Barbituratwelle: Medikamente mit beruhigender Wirkung sollten helfen, vom Speed Trip wieder runterzukommen. Doch die *Wachmacher* blieben weiterhin auf Verschreibung leicht erhältlich – nur wurden sie nun häufig mit Dämpfern kombiniert.

Amphetamine kamen als *Dopingmittel* beim Leistungssport zum Einsatz, und selbstverständlich galten sie auch als *Sexdroge*. Und egal, welche Musik, welche Kleidung und welche Idole gerade populär waren, Speed gehörte in den Jugendkulturen der folgenden Jahrzehnte immer dazu: Die Beatniks schrieben mit *Benzedrin* gedopt ihre neue Poesie, und die Mods steuerten ihre Motorroller aufgeputscht mit *Purple Hearts*. Als der psychedelisch gefärbte Hippie-Sommer Ende der 60er Jahre ausklang, nahmen die eindringlichen Warnungen vor Amphetamin zu: «Speed kills!» Doch Speed blieb weiterhin dabei. Aus friedlichen Blumenkindern waren aggressive Speed Freaks geworden, Punks sniefen *Sulfat-Pulver*, und die Droge forderte ihre Opfer. Für den Tod von John Belushi (Blues Brothers) und den von Elvis Presley wird übermäßiger Speed-Konsum verantwortlich gemacht.

In den späten 70er und frühen 80er Jahren begleitete Speed als *Partydroge* die Discowelle. Speed galt als «Prolo»-Variante der Luxusdroge Kokain: Billig und leicht zugänglich. Speed ist eine Droge ohne Glamour. Weder umgibt sie das Luxusimage von Kokain, noch verheißt sie einen alternativen Lebensstil wie Cannabis, noch verspricht sie Bewußtseinsveränderungen wie LSD. Speed ist bloß kalte Energie, die macht, daß alles weitergeht – bis zum Absturz.

Auch als Acid House Ende der 80er Jahre populär wurde, war Speed im Schatten der bunten Ecstasy-Pillen bereits da. Amphetamin wurde zum *Beschleuniger* der Musik: Anfang der 90er Jahre wurde Techno immer schneller, immer härter zu «Tekkno», zum «Brettern». Die Techno-Varianten Hardcore und Gabber sind ohne Speed nicht denkbar – und vor allem nicht mehr tanzbar. An Gabber-Raves tanzen Speed Freaks zu atemberaubend schnellen Beats. Anstatt Love, Peace & Ecstasy sind nun Spaß, Spaß & Speed angesagt. Die Blumen- und Pillenkinder von heute haben sich dem allgemeinen Leistungsdruck unterworfen. Mit Speed bringen sie sich in Form.

Substanz

Speed steht für eine Reihe von chemisch ähnlichen Substanzen,

Amphetaminen und Methamphetaminen, von denen die bekanntesten unter den Handelsnamen Benzedrin, Pervitin und Captagon vermarktet werden. Amphetamine und Methamphetamine sind dem Betäubungsmittelgesetz unterstellt und als Medikamente verschreibungspflichtig.

Speed wird meist als weißes Pulver gehandelt, aber auch als Pille oder Kapsel. Es wird geschnupft oder oral genommen, und – wenn auch seltener – geraucht, inhaliert oder gefixt. Intravenös gespritzt gilt die Droge als besonders gefährlich.

Die Herstellung von Speed ist vergleichsweise einfach und billig. Ein Gramm Speed kostet auf dem Schwarzmarkt 20 bis 40 Mark. Gerade Jugendliche wechseln häufig zu Speed, weil Amphetamine deutlich länger wirken als Ecstasy. Speed gilt in der Szene als weniger schädlich, wohl auch deshalb, weil es zugleich ein Medikament ist. Und schließlich gilt Speed anders als LSD oder Ecstasy nicht als Psychodroge, die seltsame Gefühle und wirre Gedanken auslöst.

Wirkung

Amphetamine stimulieren das Gehirn und bewirken die Ausschüttung von Stoffen, die normalerweise den Körper darauf vorbereiten «to fight, flight or fear» – zu kämpfen, abzuheben oder Angst zu haben. Die Wirkung von Speed dauert mit acht bis zwölf Stunden und mehr sehr lange.

Amphetamine stimulieren das Wachzentrum des Gehirns. Eine niedrige Dosierung (5–10 mg) wird als angenehm angeregter Zustand erlebt mit gesteigerter Wachheit, Betriebsamkeit und einem Gefühl erhöhter Leistungsfähigkeit und Unbeschwertheit. Schon bei niedriger Dosierung erhöhen Amphetamine Herzschlag und Atemfrequenz, machen appetitlos und den Mund trocken. Bei höherer Dosierung (10–20 mg) verstärken sich diese Symptome; Kopfschmerzen und Übelkeit können dazukommen. Bei noch höheren Dosen kann es zu Kreislaufversagen und Zuständen tiefer Bewußtlosigkeit kommen. Auch Tod durch Überdosierung ist nicht auszuschließen.

Untersuchungen haben gezeigt, daß die subjektiv erlebte Leistungssteigerung von zweifelhaftem Wert ist. Amphetamin vermindert die Fähigkeit zur Selbstkritik, was zu Selbstüberschätzung und letztlich zu Größenwahn führt. Man mißt dem, was man sagt oder tut, übergroße Bedeutung bei, ohne es einer kritischen Prüfung zu unterziehen. Amphetamine ermöglichen zwar körperliche Dauerleistungen, doch werden dabei die körperlichen Reserven ausgeschöpft – bis zum Zusammenbruch. Speed wirkt wie die berühmte Peitsche auf das müde Pferd. So wie die Selbstkontrolle des Geistes lahmgelegt wird, werden auch die Warnsignale des Körpers wie Ermüdung und Erschöpfung nicht mehr wahrgenommen.[6]

Nach dem Abklingen der Wirkung fühlt man sich müde, aber innerlich unruhig. Bei häufigem Gebrauch verstärken sich diese Symptome: Man fühlt sich elend und ist leicht reizbar, man leidet oft für Tage unter depressiven Zuständen und Schlaflosigkeit. Also bringt man sich mit etwas Speed wieder in Stimmung. Um schlafen zu können, greift man dann wieder zu Beruhigungsmitteln. Ein Teufelskreis setzt ein: Morgens Speed und abends Downer bringen den Schlaf-Wach-Rhythmus völlig durcheinander. Der Körper baut ab und verliert an Gewicht, weil Speed auch den Appetit unterdrückt.

Gefahren

Die schon bald einsetzende Gewöhnung (Toleranz) verleitet zu Dosissteigerungen, um die gleiche Wirkung zu erleben. Einsteiger können schon bei 30 bis 60 Milligramm fatale Wirkungen erfahren, während hochdosierende Dauerkonsumenten spätestens ab 500 Milligramm in Lebensgefahr geraten. Amphetamine machen schnell psychisch abhängig. Ob auch ein Risiko besteht, körperlich abhängig zu werden, ist umstritten, wenn auch wahrscheinlich.

Regelmäßiger Gebrauch setzt Körper und Geist unter Dauerstreß, dem sie schließlich nicht mehr gewachsen sind. Verfolgungswahn, starke Halluzinationen und andere psychische Krankheitssymptome begleiten die zunehmende körperliche Auszehrung. Am Ende steht der seelische und körperliche Zusammenbruch und die Einlieferung in eine Nervenklinik. Amphetamin-Gebrauch kann zudem psychische Krankheiten, die in einem Menschen schlummern, zum Ausbruch bringen.

Die Warnung «Speed kills» ist also durchaus berechtigt. In England sterben jährlich mehr Menschen an Amphetamin- als an Ecstasy-Mißbrauch, was in den Medien kaum registriert wird. Wie auch im Falle von Ecstasy tritt der Tod oft durch Überhitzung ein. Amphetamin erhöht die Herzfrequenz. Das Herz schlägt stärker und schneller, und manchmal gerät es derart aus dem Takt, daß es schließlich ganz aussetzt.

Weil man sich und seine Fähigkeiten auf Speed deutlich überschätzt, wird man leicht übermütig und waghalsig. Gefährliche Unfälle sind die Folge – vor allem im Straßenverkehr. Ein akuter Bad Trip, aber auch depressive Zustände nach häufigem Speed-Konsum können Suizidgedanken auslösen. Keine andere illegale Droge wird so häufig mit Aggression und Gewalt in Verbindung gebracht wie Amphetamin. Die Droge macht aggressiv, ein Amphetamin-Wahn schlägt häufig in unkontrollierte Gewalt um.

Zu den pharmakologischen Risiken kommen wie bei Ecstasy auch noch die Risiken des Schwarzmarktes: Verunreinigungen, Beimischungen und unbekannte Dosierungen. Speed wird von den Dealern meist verschnitten, das heißt, dem Pulver werden Streckmittel beigefügt, die Vergiftungserscheinungen mit Krämpfen und Magenschmerzen verursachen können. Erwischt man dagegen reines Amphetamin, kann man leicht überdosieren, was noch gefährlicher ist. Der Reinheitsgehalt von Speed variiert stark: In den Proben, die Eve&Rave 1996 in Berlin untersuchen ließ, lag der Amphetamingehalt zwischen 11 und 83 Prozent! Speed gilt daher nicht zu Unrecht als «dreckige» Droge. Die neueste und gleichzeitig gefährlichste Amphetamin-Variante am illegalen Markt ist Crystal, ICE oder Crack.

Mischkonsum

Keine andere Droge wird so oft mit anderen Drogen kombiniert wie Amphetamin. Die von Speed-Konsum verursachte Unruhe und Schlaflosigkeit verleiten oft zum Gebrauch von Beruhigungsmitteln. Amphetamine werden aber auch mit Barbituraten kombiniert, um einen besonders intensiven Rausch zu erzielen. Dieser Rausch ist meist unberechenbar. Wer Speed nimmt, spürt kaum noch die Wirkung von Alkohol, was dazu verführt, noch mehr zu trinken. Obwohl stark alkoholisiert, hält man sich für nüchtern genug, ein Auto zu steuern. Alkoholiker verwenden Amphetamine, um sich morgens aufzuputschen. Der gleichzeitige Gebrauch von Alkohol und Amphetamin kann zu einem schweren Rausch führen, bei dem man völlig die Kontrolle über sich verliert und in einen Zustand von Geistesabwesenheit gerät. Kokainabhängige ersetzen bei Versorgungsengpässen ihren Stoff durch Speed. Konsumentinnen und Konsumenten von Ecstasy nehmen Speed, um mehr Power zu haben und den Trip zu verlängern. All diese Kombinationen belasten den Körper schwer. Sie erhöhen das Risiko von Zwischenfällen mit tödlichem Ausgang.[2,6,17]

Cannabis

Auch Cannabis ist eine Droge – bei der es ein «zuviel» und ein «zu oft» gibt. Zwar gilt der Stoff als die harmloseste aller am illegalen Markt angebotenen Drogen. Doch um in den Genuß einer positiven Erfahrung zu kommen, ist auch mit Cannabis ein bewußter und sorgfältiger Umgang erforderlich.

Geschichte

Man nimmt an, daß die Pflanze ihren Ursprung in Zentralasien hat und sich im Laufe von Jahrtausenden über den gesamten Erdball verbreitete. Heute wächst sie nicht nur in Zentralasien, Indien und China, sie gedeiht auch in den tropischen Regionen Lateinamerikas und Afrikas und den gemäßigten Breiten Europas und Nordamerikas.

Die große Nachfrage nach der illegalisierten Droge einerseits und der permanente staatliche Druck auf die Hersteller und Händler andererseits, hat zusätzlich zu den traditionellen Anbietern (Nordafrika, Zentralasien,

Mittelamerika) eine weitere Produzentengruppe ins Geschäft gebracht, die die Pflanzen in Holland und Kalifornien bei künstlichem Licht und unter Anwendung modernster Agrartechnologie aufzieht. Heute kommt auch hierzulande ein Großteil des angebotenen Cannabis aus niederländischen Treibhäusern.

Wie alle psychoaktiven Pflanzen in der Geschichte der Menschheit war Cannabis immer auch eine *Kultpflanze*. Sie war gleichzeitig im praktischen Alltag der Menschen von Nutzen. Die Pflanze wurde als *Rohstoff* in der Papier- und Textilherstellung genutzt, aus ihren Fasern wurden Netze geknüpft und Seile geflochten, aus dem Samen Öl gepreßt.

Wegen seiner vielen Wirkstoffe gehört Cannabis zu den ältesten *Arzneimitteln* der Menschheit. Mit der Verdrängung pflanzlicher Heilmittel durch die Pharmaindustrie geriet das Wissen um die heilende Potenz von Cannabis in Vergessenheit. Erst in jüngster Zeit erinnert man sich wieder an den praktischen Nutzen und die therapeutische Kraft der Pflanze. Überall in Europa wird wieder (wirkstoffarmer) *Industriehanf* angebaut, und in den US-amerikanischen Bundesstaaten Kalifornien und Alaska wird Cannabis legal als *Medikament* an Krebspatienten und Aidskranke abgegeben. Es ist bekannt, daß der Konsum von Cannabis appetitanregend wirkt («Haschhunger»). Dieser Effekt wirkt auch bei schwerkranken, durch Gewichtsverlust zusätzlich geschwächten Menschen. Cannabis dämpft Ekelgefühle und aktiviert das Hungergefühl. Auch die Bundesärztekammer fordert die Zulassung von Cannabis für den medizinischen Gebrauch.

Substanz

Cannabis ist der Gattungsbegriff für eine staudenartig wachsende Hanfpflanze, deren weibliche Blüte ein Harz mit dem Wirkstoff Tetrahydrocannabinol (THC) absondert. Dieser Wirkstoff macht die Pflanze zur begehrten Rauschdroge. Die Zahl der Cannabis-Konsumenten wird weltweit auf mehrere hundert Millionen geschätzt, in der Bundesrepublik auf vier bis fünf Millionen.

Die Droge wird am illegalen

Markt in zwei Produktformen gehandelt: als Haschisch und als Marihuana. (Das hochpotente Haschischöl-Konzentrat mit einem THC-Gehalt von bis zu 50 Prozent wird im Straßenhandel kaum angeboten.)

In Zentralasien, dem Nahen Osten und in Nordafrika wird die Pflanze als Haschisch vermarktet, in Lateinamerika, Zentralamerika, den USA und in Südostasien als Marihuana. Bei Marihuana handelt es sich um die getrockneten Blüten, Blätter und Stengel der Pflanze, bei Haschisch um Harzklumpen und um pulverisiertes, zu Platten gepreßtes Cannabis. Der Verkaufspreis für Haschisch liegt bei 8 bis 10 Mark pro Gramm, der für Marihuana bei 12 bis 14 Mark. Die Qualitätsunterschiede sind enorm. Sie hängen nicht nur von der Herkunft des Stoffes und den jeweils verarbeiteten Bestandteilen der Pflanze ab, auch der THC-Gehalt schwankt von 1 bis 15 und mehr Prozent.

Cannabinol (THC) ist jedoch nur ein Wirkstoff unter vielen und folglich auch nur ein Qualitätsmerkmal unter anderen. Das Geheimnis der Pflanze liegt im ausbalancierten Zusammenwirken ihrer vielen verschiedenen Wirkstoffe. Wie beim Wein ist die Qualität des Stoffes von der Lage, von der Bodenbeschaffenheit, der Sonneneinstrahlung und dem Know-how der Pflanzer abhängig – und nicht vom Alkoholgehalt bzw. dem THC-Anteil allein. Anders gesagt: Im Freiland bei hoher Sonneneinstrahlung gezogenes kolumbianisches Grass mit einem niedrigen THC-Gehalt kann intensiver wirken und besser «einfahren» als bei künstlichem Licht gezogenes kalifornisches Sinsimilla Grass, dessen THC-Gehalt gezielt hochgezüchtet wurde.

Cannabis wird, pur oder mit Tabak vermischt, als Joint geraucht, pur oder in Nahrungsmitteln verarbeitet gegessen und als Tee aufgekocht getrunken.

Cannabis untersteht dem Betäubungsmittelgesetz und ist in der Bundesrepublik verboten. Die Droge ist jedoch in nahezu allen europäischen Ländern leicht erhältlich. Auch der Eigenanbau ist weit verbreitet.

Wirkung

Cannabis hat sowohl anregende und beruhigende, als auch betäubende und halluzinogene Wirkungen. Welche Wirkungsweise gerade dominiert, hängt – neben der Persönlichkeit des Konsumenten und den Umständen des Konsums – vor allem von der höchst unterschiedlichen Qualität des Stoffes ab. Die Droge erlaubt eine Konzentration auf das Wesentliche, auf das, was man sich in einer bestimmten Situation vorgenommen hat und erreichen will. Die Wirkung kann aber genausogut in Zerstreuung bis hin zu einem Gefühl der Ich-Auflösung umschlagen. Cannabis hilft, Außenreize zu reduzieren und das Innenleben zu aktivieren. Die Droge intensiviert akustische und optische Wahrnehmungen, sie sensibilisiert den Tastsinn und das Hautempfinden. Insoweit ist sie auch eine Sexdroge.

Erfahrene Cannabis-Konsumenten sind zwar durchaus in der Lage, sich unauffällig «bekifft» unter Nüchternen zu bewegen. Unerfahrenen Konsumenten ist jedoch dringend zu raten, nach einem angenehmen Setting zu suchen und alle Streßfaktoren auszuschalten.

Die Gefahr, beim Rauchen eine Überdosis zu erwischen, ist eher gering, weil die Wirkung so spürbar schnell eintritt, daß der Raucher oder die Raucherin in der Lage ist, sie zu dosieren und den Joint weiterzureichen.

Gegessen oder getrunken wirkt Cannabis anhaltender und stärker als geraucht. Wie lange und wie intensiv, hängt von der Dosierung ab. Die Gefahr, beim oralen Konsum eine Überdosis zu erwischen, ist groß. Deshalb: Dosiere niedrig und warte die Wirkung ab. Sie tritt gewöhnlich nach 30 bis 60 Minuten ein, manchmal aber auch erheblich später – je nach Mageninhalt. Bei der Verarbeitung des Stoffes muß auf eine gute Verteilung geachtet werden: Nicht zerbröseln, sondern gleichmäßig in Fett auflösen. Cannabis-haltiges Gebäck sollte man nie seines Geschmacks wegen essen oder weil man Hunger hat. Überdosierungen beim oralen Konsum und seltener auch beim Rauchen führen immer wieder zu ernsthaften Zwischenfällen, von LSD-ähnlichen Halluzinationen bis zum Horror-trip. Auch körperliche Abwehrreaktionen wie Übelkeit, Sehstörungen bis zum Kreislaufzusammenbruch sind möglich.

Die Nachwirkungen von Cannabis sind mild und harmlos. Müdigkeit und Kopfschmerzen sowie das Gefühl einer allgemeinen Schlaffheit können vorkommen. Ein Hangover, vergleichbar dem Kater nach übermäßigem Alkoholkonsum, gibt es nicht – vorausgesetzt, man nimmt sich die Zeit, dem gesteigerten Schlafbedürfnis nachzugeben.

Gefahren

Cannabis macht körperlich nicht süchtig. Wer Cannabis absetzt, verspürt keine körperlichen Entzugssymptome. Ob man das nach wie vor vorhandene Bedürfnis nach Cannabis als eine Form von psychischer Abhängigkeit bezeichnen kann, sei dahingestellt. Bei regelmäßigem Konsum entwickelt sich eine geringe Toleranz gegenüber einzelnen Wirkungen, es entsteht aber kein Zwang zur Dosissteigerung.

Wer Cannabis raucht, schädigt die Lunge. Schwere Organschäden an Lunge und Atemwegen sind nicht auszuschließen. Wer zu Paranoia neigt und wer extremen Stimmungsschwankungen unterliegt, sollte die Finger von Cannabis lassen. Die Droge kann schlummernde Psychosen «ausklinken». Cannabis belastet den Kreislauf, was sich durch Mischkonsum zusätzlich verstärkt. Cannabis wird sehr häufig mit anderen Drogen kombiniert. So rauchen viele beim Ausklingen der Ecstasy-Wirkung Cannabis, um sanft runterzukommen. Dabei ist es wichtig, vorsichtig zu dosieren.

Ein bewußter und selbstverantwortlicher Umgang mit Cannabis macht die Droge beherrschbar und damit ungefährlich. Wer sich jedoch als Dauerkiffer zum Haschdeppen und Hänger entwickelt, wer die Droge so in den Mittelpunkt seines Lebens stellt, daß alle anderen Interessen verlorengehen, gerät in schwerwiegende soziale Konflikte – früher oder später.

Energy Drinks

Auf alles, was wach und munter zu machen verspricht, stürzt sich die Partyszene mit besonderer Neugierde. Die Getränkeindustrie hat aus dem weitverbreiteten Bedürfnis nach Aufputschmitteln ein gewinnbringendes Geschäft entwickelt – die sogenannten Energy Drinks. Über 120 verschiedene Wundersäfte in meist grell-bunter Aufmachung konkurrieren auf dem Markt: Red Bull, Guarana Brahma, XTC, Lolablue, UFO 2007 oder Blondi werden intensiv im Umfeld der Partyszene beworben. Die klebrig-süßen Muntermacher gehören zum festen Sortiment in den Bars von Clubs und finden reißenden Absatz. Am Ende großer Parties ist die Umgebung oft übersät mit Hunderten von leeren Dosen und Flaschen. Die meist eklig süßen und zum Teil penetrant nach Gummibärchen schmeckenden Getränke sind jedoch weit über die Partyszene hinaus beliebt – gerade auch bei Kindern.

Bei aller unterschiedlichen Aufmachung, der Inhalt der Energy Drinks ist meist identisch: Süßstoffe, Vitamine, Guarana und Coffein. Das wohl bekannteste Produkt, Red Bull, enthält darüber hinaus Taurin und Glucuronolacton. Taurin wurde im letzten Jahrhundert erstmals aus der Galle kastrierter Stiere gewonnen. Von daher kommt der Name des Getränkes und das hartnäckige, aber unwahre Gerücht, es enthalte Bullenhormone. Taurin, eine auch beim Menschen vorkommende Substanz, spielt im Kleinkindalter eine wichtige Rolle bei der Entwicklung des Gehirns und ist bei der Übermittlung von Nervenreizen beteiligt. Glucuronolacton kommt in vielen Pflanzen sowie in tierischem Gewebe vor und dient in der Medizin als entgiftendes Therapeutikum bei Hepatitis und Arthrose. Nach Angaben des Herstellers soll Red Bull die Blutzirkulation und das zentrale Nervensystem anregen, was jedoch bisher nicht nachgewiesen werden konnte.

In den Getränken wirksam ist vor allem das Coffein. Stark und langanhaltend ist die Wirkung von Coffein besonders dann, wenn zuvor schon Ecstasy oder Amphetamin konsumiert wurde. Aber auch ohne diese Kombination können Energy Drinks in großer Menge und hoher Dosierung zu Schweißausbrüchen, Zittern, Nervosität und Kreislaufproblemen führen. Da der menschliche Körper für einen Nonstop-Betrieb nicht geschaffen ist, fühlt man sich nach diesem Coffein-Doping ziemlich erschöpft.[13]

Heroin (Folienrauchen)

Kaum jemand käme auf die Idee, Heroin als Partydroge zu bezeichnen. Der Droge haftet ein Verliererimage an, mit dem gerade die Konsumentinnen und Konsumenten von Ecstasy nichts zu tun haben wollen. Sie können sich weder mit Junkies noch mit gesellschaftlichen Aussteigern identifizieren. Bisher galten die Szenen und Märkte von Ecstasy & Co. und die von Heroin als klar getrennt. Inzwischen häufen sich jedoch Berichte, wonach Konsumenten von Ecstasy und anderen Partydrogen zum Ende ihres Trips gelegentlich Heroin benutzen, um von der Speed-Wirkung runterzukommen und um die Depressionen des Hangover zu betäuben.

Diese Beobachtungen gehen einher mit leichten Veränderungen des gesellschaftlichen Images von Heroin: Zwar bleiben Fixer weiterhin geächtet, doch in der Modewelt, in der Rock- und Popmusik sowie im Film liegt der Junkielook im Trend – Heroin scheint schick zu werden.

Weiterhin stigmatisiert bleibt das Spritzen der Droge. Eine andere Konsumform hingegen, das Inhalieren, das hierzulande nicht weit verbreitet war, scheint an Akzeptanz zu gewinnen. Die Hemmschwelle beim Inhalieren liegt niedriger als beim Fixen. Doch gleichgültig, ob man die Droge spritzt, schnieft oder raucht: Der regelmäßige Konsum von Heroin macht süchtig.

Verbreitung

Beim Folienrauchen wird das Heroin mit Zusatzstoffen angefeuchtet und auf einer Alufolie durch Erhitzen mit einem Feuerzeug flüssig gemacht. Die dabei entstehenden Dämpfe werden mit einem Röhrchen inhaliert. Es wird auch «Chasing the Dragon» genannt, weil das flüssige Heroin sich auf der Folie verteilt und mit dem Röhrchen gejagt werden muß.[14]

Diese Konsumform wird in China seit den 30er Jahren praktiziert und ist heute auf dem indischen Subkontinent die am weitesten verbreitete Art der Heroin-Einnahme. Auch hierzulande haben Fixer gelegentlich Heroin inhaliert, entweder bei Stoff minderer Qualität oder beim speziellen Rauch-Sugar. Doch ist die Konsumform hier weniger verbreitet als etwa in den Niederlanden oder in Großbritannien.

Untersuchungen in der Schweiz haben gezeigt, daß Folienrauchen bei den Neueinsteigern in vielen Gebieten heute die verbreitetste Art des Heroin-Konsums ist. Der Einstieg erfolgt meist in Cliquen. Auch der Kleinhandel sowie die Verteilung läuft vorwiegend über die Clique und an Orten, wo sich Jugendliche aufhalten. Viele von ihnen wissen nur wenig Bescheid über das, was Heroin ist und wo seine Gefahren liegen. Auch sind sich die meisten Folienraucher nicht über die strafrechtlichen Folgen im

klaren. Daß es Probleme geben könnte, wird bestritten, sich abzeichnende Probleme werden verdrängt. Viele Folienraucher finden die Wirkung des Heroins einfach nur «geil».

Wirkung

Inhaliertes Heroin hat im Prinzip die gleiche Wirkung wie gespritztes. Es erzeugt ein Wohlgefühl ohne den beim Fixen üblichen Flash. Die Wirkung ist beim Inhalieren etwas schwächer, weil ein Teil des Stoffes durch die Erhitzung zerstört wird oder verdampft. Das in der Szene verkaufte Heroin ist stark verunreinigt und mit Stoffen gestreckt, die ebenfalls verbrennen und als Rußpartikel mitinhaliert werden. Weil der Gehalt an Heroin jeweils unbekannt ist – er schwankt üblicherweise zwischen 10 und 20 Prozent – besteht die Gefahr einer Überdosierung. Beim Inhalieren erfolgt die Aufnahme des Stoffes innerhalb von Sekunden. Konsumenten können daher die Dosierung nicht rechtzeitig steuern.

Kokain

Die Gefahren des Folienrauchens unterscheiden sich im Prinzip nicht von denen des Spritzens. Es bestehen gesundheitliche Risiken, und Überdosierungen können zum Tod führen. Positiv ist einzig, daß beim Inhalieren von Heroin die Gefahr einer Ansteckung mit Infektionskrankheiten wie Hepatitis oder mit dem HIV-Virus vermieden wird. Doch bildet sich schnell eine körperliche und psychische Abhängigkeit. Es kommt zu Dosissteigerungen, um die gleiche Wirkung zu verspüren, und zu Entzugserscheinungen bei Absetzen des Konsums. So besteht die Gefahr, daß Folienraucher bald auf die Spritze umsteigen, weil sie so mit weniger Stoff die gleiche Wirkung erzielen können.

Als Folge der Sucht kommt es zu sozialen Problemen: Beschaffungsdruck und der hohe Preis des Stoffes führen häufig zu Beschaffungskriminalität. Im Verlaufe der Abhängigkeit drohen Cliquen und Freundeskreise auseinanderzubrechen. Konsumenten geraten wegen der Illegalität der Droge mit Polizei und Justiz in Konflikt.[14]

Kokain ist ein Aufputschmittel und eine Leistungsdroge. Bei regelmäßigem Konsum entwickelt sich schnell eine starke psychische Abhängigkeit. Wie überall, wo Beschleunigung und Hochleistung gefragt sind, ist Kokain angesagt – also auch im exzessiven Nachtleben der Partyszene.

Geschichte

Der *Kokastrauch* wächst in den Andenländern Südamerikas und gilt als älteste *Kulturpflanze* des Kontinents. Im Reich der Inkas kauten Herrscher und Priester *Kokablätter*, aber auch ihre Krieger wurden damit gestärkt. *Koka* wurden den Göttern zum Opfern gebracht und den Toten auf ihrem Weg ins Jenseits mitgegeben. Als die spanischen Conquistadores Südamerika unterwarfen, verdammte die katholische Kirche im Jahr 1551 Koka als *Teufelskraut*. Bald setzte sich aber bei Kirche und Kolonisatoren die Einsicht durch, daß die Gewohnheit des Koka-Kauens durchaus ihre nützliche Seite hat.

Koka stärkte die Arbeitskraft der zur Ausbeutung der Minen eingesetzten Indios. Also übernahmen die spanischen Kolonisatoren den Koka-Handel und versorgten die Bevölkerung mit dem Teufelskraut. Noch heute kauen die Indios in Peru und Bolivien Kokablätter mit Asche vermischt, um Müdigkeit, Hunger, Kälte, Schmerzen und die Höhenkrankheit zu überwinden. Der Koka-Gebrauch ist in der Andenbevölkerung sozial und kulturell fest verankert.[2]

Aus importierten Kokablättern wurde 1859 in einem deutschen Labor erstmals der Wirkstoff *Kokain* isoliert. Die deutsche Pharmafirma Merck brachte den Stoff als *Arzneimittel* unter dem Namen Cocaine auf den Markt. Kokain galt als harmloses *Allerweltsmittel*, welches zur Heilung zahlreicher Leiden und Beschwerden eingesetzt wurde. Seiner lokalanästhetischen Wirkung wegen wurde es als *Wunderdroge* geschätzt. Noch heute wird es als *Anästhetikum* bei medizinischen Eingriffen an Augen, Nase, Ohren und Hals verwendet.

Medizinisch eingesetzt hat das Kokain auch der junge Wiener Arzt Sigmund Freud, Begründer der Psychoanalyse. Er empfahl die euphorisierende und aphrodisierende Droge als *Stimulanz*. Und er versuchte einen morphinsüchtigen Freund mit einer Kokain-Therapie zu heilen. Als der Freund nach anfänglichen Erfolgen zu seiner Morphium-Sucht auch noch eine Kokain-Sucht entwickelte und schließlich daran verstarb, war Freud bald von seiner Kokain-Euphorie geheilt.

Wirklich populär wurde Kokain aber erst, als die Nahrungs- und Getränkeindustrie begann, den Stoff ihren Produkten als *Genußmittel* beizumischen. In den USA wurde 1886 ein Süßgetränk auf der Basis von Koka und Cola-Nuß-Extrakten hergestellt und unter dem Namen *Coca-Cola* erfolgreich vermarktet. Der Hersteller geriet jedoch unter öffentlichen Druck, als man das Suchtpotential der Droge nicht länger verleugnen konnte. Stillschweigend entzog 1903 die Coca-Cola Company ihrem Getränk den Kokain-Wirkstoff und ersetzte ihn durch Coffein. Koka wird seitdem nur noch als Aromastoff beigegeben. In den Zeitungen wurde immer häufiger die «geistige Zerrüttung und die moralische Perversion des Kokain-Exzesses» angeprangert. Der moralischen Empörung folgte alsbald die juristische Tat: Ab 1906 wurde Kokain wie Marihuana nicht mehr als Zusatz der allseits beliebten *Patentmittelchen* geduldet, und 1914 wurde es in den USA ganz verboten.

Auch im mondänen und sündigen Paris Ende des 19. Jahrhunderts war Kokain nicht nur als *Salondroge*, sondern auch als *Sexdroge* äußerst beliebt. In Deutschland konzentrierte man sich mehr auf das Leistungspotential der Droge. Militärärzte forderten die Abgabe von Kokain als *leistungssteigerndes Verpflegungsmittel*. Im Ersten Weltkrieg konsumierten es deutsche Soldaten massenhaft in Schützengräben, bei langen Märschen und nächtlichen Flugeinsätzen. Eingesetzt wurde es auch als *Dopingmittel* beim Leistungssport. Verboten wurde Kokain in Deutschland 1920. Richtig schick wurde «*Koks*» in Europa erst in den 20er Jahren. In den Salons von Berlin, Budapest und Paris und auf Parties der mondänen Halbwelt wurde die *Modedroge* freigebig herumgereicht, die Künstler des Expressionis-

mus, Intellektuelle, Müßiggänger der Bohème, Spieler, Prostituierte und Kleinkriminelle verfielen dem «*Gift der Zeit*». Weltwirtschaftskrise und die Durchsetzung des Kokain-Verbots setzten Ende der 20er Jahre dem bunten Treiben in Deutschland ein jähes Ende. Von da ab war man auf eine gute Connection angewiesen, um an Kokain zu kommen. Den Recherchen von Historikern zufolge war die Nazi-Machtelite bis zu ihrem Ende immer gut mit Kokain versorgt.

In den 40er und 50er Jahren blieben vor allem Jazzmusiker und Hollywoods Filmemacher dem Kokain treu. Ende der 60er Jahre entdeckten die Stars der Rockszene Kokain als Dopingmittel. Die Droge half ihnen, den Streß der Konzerte und endloser Tourneen zu ertragen. Erneut im grellen Licht von Glamour und Glitter, wurde Kokain zur *Schickeriadroge*. Nur wer über ein hohes Einkommen verfügte, konnte sich den teuren Stoff auch leisten. In den 80er Jahren war Kokain ein Statussymbol für Yuppies, für Werber und Aktienhändler – eine «Champagner-Droge». Doch Kokain sollte auf exklusive Kreise nicht beschränkt bleiben. Die lateinamerikanischen Drogenkartelle erschlossen neue Anbauflächen, professionalisierten die Produktion und bauten die Vertriebswege aus mit dem Ziel, den nordamerikanischen und westeuropäischen Markt zu erschließen. Das ist ihnen gelungen. Heute ist Kokain eine in allen Klassen und Schichten geschätzte *Massendroge*. Sie wird auf Parties als «*Line*» geschnieft und von Junkies mit Heroin zum *Speedball* gemischt gespritzt.

Substanz

Kokain ist ein weißes, geruchloses und kristallines Pulver, das bitter schmeckt. Die Droge ist illegal. Die Grenze für die «nicht geringe Menge» liegt bei fünf Gramm. Ein Gramm kostet am deutschen Schwarzmarkt 150 bis 200 Mark. Der hohe Preis sagt nichts aus über die Qualität. Um den Profit zu vergrößern, wird der Stoff gestreckt – mit wirkungslosen Substanzen, aber auch mit Amphetamin. Bei 1996 in Berlin untersuchten Proben lag der Wirkstoffgehalt durchschnittlich bei 50 Prozent.

Kokain wird meist geschnupft. Diese Konsumform gilt als die am wenigsten riskante. Wird die Droge gespritzt, erhöht sich nicht nur das Risiko einer Überdosierung, sondern auch die Gefahr, süchtig zu werden. Auch zu Crack verarbeitetes Kokain, das auf Folie oder in einer Pfeife geraucht wird, weist ein hohes Abhängigkeitsrisiko auf.

Wirkung

Die körperlichen Auswirkungen sind bei Gelegenheitskonsumenten eher gering. Kokain beschleunigt den Kreislauf, vergrößert die Pupillen und erhöht die körperliche Leistungsbereitschaft. Neben der erhöhten Pulsfrequenz macht sich auch eine Beschleunigung der Atmung bemerkbar. Außerdem werden beim Schnupfen Nasenschleimhaut und Rachenraum spürbar narkotisiert.

Kokain wirkt auf die Großhirnrinde, die Verstand und Erinnerung steuert, sowie auf die Teile des Zwischenhirns, die Appetit, Gefühle und Schlaf steuern. Auch die vom Kleinhirn gesteuerten motorischen Aktivitäten werden von Kokain beeinflußt.

Kokain dämpft Müdigkeit, Hunger und Durst, euphorisiert und verleiht ein Gefühl von Stärke. Es wirkt geistig und körperlich anregend. Kokain wirkt sexuell stimulierend und orgasmusverzögernd, kann aber genausogut ein Lustkiller sein. Nicht zu Unrecht gilt Kokain als Ego-Droge – auch wenn man sich angeregt fühlt, viel redet und sich selbst als kontaktfreudiger empfindet. Das unter Kokain gesteigerte Selbstbewußtsein macht unsensibel, vermindert die Selbstkritik und verleitet zu Egotrips bis hin zum Größenwahn.

Je stärker die Dosis und je häufiger der Konsum, desto weniger kann das Hirn die Reizüberflutung verarbeiten. Die Gedanken werden fahrig. Schließlich hat man eine überlastete Telefonzentrale kurz vor dem Zusammenbruch im Kopf. Bei noch höheren Dosierungen kommt es zu Halluzinationen.[8]

Nach spätestens einer Stunde folgt eine Phase der Erschöpfung. Man fühlt sich matt, leer, depressiv. Man sucht nach Ruhe und wird doch immer nervöser. Und Schlaf kann man auch nicht finden.

Gefahren

Kokain geschnieft führt nicht zu einer körperlichen Sucht, selbst nach regelmäßigem Konsum treten bei Absetzen der Droge keine körperlichen Entzugserscheinungen auf. Aber die Gefahr, psychisch abhängig zu werden, ist groß. Das Verlangen nach erneuter Stimulierung ist stark, aufzuhören wird immer schwerer.

Aber auch körperlich bleibt der gewohnheitsmäßige Gebrauch von Kokain nicht folgenlos. Durch das Schnupfen wird die Nasenschleimhaut gereizt, die Nasenscheidewand ist chronisch entzündet oder gar zerfressen. Kokain, geraucht, zerstört die Lungenbläschen. Leberschäden und Gelbsucht, eine Schwächung des Immunsystems, Sehstörungen und Schlaganfälle – die Liste kokainbedingter Krankheiten und Beschwerden ist lang.

Kokain ist eine heimtückische Droge. Sie verleiht ihren Konsumenten eine Selbstsicherheit, die blind macht dafür, daß man die Kontrolle über sich und seinen Konsum verliert. Erste Warnzeichen sind häufige und starke Stimmungsschwankungen, Gereiztheit, unbegründete Ängste und Aggressionsausbrüche. Der Appetit läßt nach, man schläft schlecht, fühlt sich unruhig und sexuell lustlos.

Die ständige nervliche Überbelastung führt zu Konzentrationsschwächen, zu Antriebs- und Wahrnehmungsstörungen, zu paranoiden Zuständen bis hin zu schweren psychischen Erkrankungen. Die Persönlichkeit verändert sich zunehmend: Man wird zu einem sozialen Monster – selbstbezogen, unsensibel und aggressiv. Ähnlich wie bei Speed führt Kokain-Mißbrauch häufig zu Aggression und Gewalt, weil persönliche Hemmschwellen herabgesetzt sind und die Selbstkontrolle vermindert ist.

In hoher Dosierung kann Kokain zu Bewußtlosigkeit und wegen Herzversagens oder Atemlähmung zum Tod führen. In Kombination mit Alkohol ist diese Gefahr besonders groß. Mit Ecstasy kombiniert wird die Droge eher selten: Wer auf Ecstasy eine Line zieht, killt die E-Wirkung – und kriegt dafür Schweißausbrüche und Kreislaufprobleme.[2,6,8,19]

Lachgas

Als ausgefallener Partyspaß gilt das Lachgas, das auf mancher Party, in Luftballons abgefüllt, für rund fünf Mark verkauft wird. Nach einem tiefen Zug erlebt man einen Rausch von knapp einer Minute. Man fühlt sich leicht und unbeschwert. Lachgas erzeugt ein kribbliges Körpergefühl und verändert die akustische und optische Wahrnehmung. Schon nach kurzer Zeit ist alles vorbei. Erwischt man zuviel von der Droge, kann man im Extremfall durch eine Unterversorgung mit Sauerstoff bewußtlos werden.

Lachgas oder Distickstoffoxid war Anfang des 19. Jahrhunderts eine Jahrmarktsattraktion. Durch Zufall entdeckte ein Zahnarzt 1844 seine narkotisierende Wirkung. Heute ist es eines der am meisten verwendeten und am wenigsten toxischen Narkosemittel. Es wirkt stark schmerzstillend, aber nur schwach narkotisch. Verwendung findet es auch in der Industrie und als Treibstoff für Sahnesprühdosen. Als medizinisches Gas fällt es unter das Arzneimittelgesetz, zur technischen Verwendung ist das identische Gas im Prinzip frei verkäuflich. Nachdem die Technoszene Lachgas als Partydroge wiederentdeckt hatte, schränkte die Industrie den Handel jedoch von sich aus ein.

Lachgas gilt als unschädlich – solange genügend Sauerstoff eingeatmet wird. Ist zuwenig Sauerstoff in der Atemluft, sind Hirnschädigungen möglich. Vor einer Anwendung ohne längere Atempausen ist deshalb abzuraten.[1,17]

LSD und andere Halluzinogene

Halluzinogene Drogen sind Stoffe, die die Sinneswahrnehmung stark verändern und Sinnestäuschungen (Halluzinationen) auslösen können. Das stärkste Halluzinogen ist LSD, ähnliche Wirkungen haben Zauberpilze (Psilocybin) und der Peyote-Kaktus (Meskalin). Daneben gibt es eine Reihe von synthetischen Halluzinogenen. Sie alle wirken viel stärker auf die Psyche als etwa Ecstasy – und sind damit auch deutlich riskanter.

Im Gefolge von Ecstasy hat LSD in den 90er Jahren ein beachtliches Revival erfahren. Konsumiert werden Halluzinogene als Partydrogen – vor allem in der Goa- und in der Tranceszene, um besser auf der Musik «abzuspacen». Nur selten aber werden jene Sensationen und jene Abgründe erreicht, von denen die Hippie-Generation in den buntesten und grellsten Farben berichtete. Grund dafür ist vermutlich, daß LSD-Reisen heute meist niedriger dosiert angetreten werden als früher: Damit dauert der Trip weniger lang, die Wirkung ist schwächer und auch psychisch etwas weniger riskant.

Geschichte

Seit Jahrhunderten bekannt ist das Mutterkorn, ein Pilz, der Getreideähren befallen und ganze Ernten verderben kann. Aus Unwissenheit oder Not verwendeten die Bauern die befallenen Ähren trotzdem: So geriet das *Mutterkorn* ins Brot und verursachte immer wieder große Epidemien, die in alten Chroniken als Heiliges Feuer oder Gottesrache beschrieben werden. Die Vergifteten wurden krank und starben meist – zuvor gerieten sie jedoch in einen schweren Rausch und verfielen in eine Art Veitstanz.[6]

Bei Forschungen am Mutterkorn machte der Schweizer Chemiker Albert Hoffmann 1943 durch Zufall eine folgenreiche Entdeckung. In den Labors der Firma Sandoz hatte er einen neuen Stoff synthetisiert, Lysergsäurediethylamid, das die Laborbezeichnung LSD-25 erhielt. Ein Tropfen davon mußte auf seine Finger gefallen und über die Haut aufgenommen worden sein. Hoffmann fühlte sich plötzlich ruhelos und wie betäubt. Er mußte das Labor verlassen und berichtete später:

Ich wurde «plötzlich merkwürdig berauscht. Die Außenwelt verwandelte sich wie in einem Traum. Die Gegenstände erschienen immer reliefartiger, sie nahmen ungewöhnliche Ausmaße an; und die Farben wurden leuchtender. Sogar die Selbstwahrnehmung und das Zeitgefühl waren verändert. Blieben die Augen geschlossen, so kam ein ununterbrochener Strom phantastischer Bilder von außerordentlicher Plastizität und Lebendigkeit über mich, die von einem intensiven, kaleidoskopartigen Farbenspiel begleitet waren. Nach zwei Stunden etwa verschwand die nicht unangenehme Berauschtheit, welche ich erlebt hatte, während ich bei vollem Bewußtsein war.»[7]

Irritiert und neugierig geworden unternahm Hoffmann drei Tage später einen zweiten Selbstversuch mit einer äußerst geringen Menge, die sich jedoch als handfeste Überdosis herausstellen sollte: 0,25 Milligramm LSD entspricht dem Zehnfachen einer wirksamen Dosis. Hoffmann geriet in einen schweren und höchst eigenartigen Rausch mit starken Wahrnehmungsstörungen, grotesken Halluzinationen und Todesängsten. Alle Anstrengungen, den «Zerfall der äußeren Welt» und die «Auflösung meines Ichs» aufzuhalten, schienen ihm vergeblich. Nach einigen Stunden flachte die Wirkung jedoch wieder ab, die Krise wich Gefühlen des Glücks und der Dankbarkeit – und bald der Gewißheit, den bisher potentesten psychoaktiven Stoff entdeckt zu haben.

Nach diesen Erfahrungen wurden die Wirkungen von LSD vielfältig erforscht. Man versprach sich viel von seiner Potenz. Der Schweizer Pharmakonzern Sandoz brachte 1949 LSD unter dem Namen *Delysid* auf den Markt. Man war überzeugt, eine neuartige *Bewußtseinsdroge* gefunden zu haben, die sich ebenso erfolgreich wie Tranquilizer und Barbiturate vermarkten lasse. Weil der Zustand unter LSD-Einfluß einer «experimentellen Geisteskrankheit» glich, wurde LSD als wertvolles Instrument in der psychiatrischen Forschung geschätzt. Jahrelang wurde es als *Medikament* in der Psychotherapie eingesetzt. Es sollte den Therapeuten helfen, einen Zugang zum Unbewußten ihrer Patienten zu finden. Versuchspersonen und Patienten traten unter Aufsicht von Forschern und Therapeuten Seelenreisen an und machten Out-of-body-Erfahrungen.

Groß war das Interesse der US Army, der CIA und anderer Geheimdienste an LSD als *Kampfmittel* – wie schon im Falle von MDMA, Amphetaminen und Cannabis. Die US Army legte beträchtliche Vorratslager an und startete verschiedene Experimente im Rahmen der psychologischen und biochemischen Kriegsführung. Ihre geheimen Menschenversuche wurden erst Jahrzehnte später aufgedeckt; ihr wahres Ausmaß liegt noch immer im Dunkeln. Zahlreichen Soldaten aber auch Zivilpersonen wurden ohne ihr Wissen hochwirksame Dosen verabreicht. Weil die unfreiwilligen Versuchspersonen keine Ahnung davon hatten, was mit ihnen geschah, fiel ihre Reaktion oft besonders dramatisch aus.

Waren die 50er Jahre von LSD die Dekade der Psychosen-Forschung, so zielten die Erfahrungen der 60er Jahre in eine ganz andere Richtung: LSD wurde zu einem *Sakrament*, das zu spirituellen, mystischen und religiösen Erlebnissen und Erfahrungen verhalf. Nicht mehr die Erforschung oder Heilung von psychischen Krankheiten stand im Zentrum, sondern die Erweiterung des Bewußtseins. LSD und andere Halluzinogene sollten «die Pforten der Wahrnehmung» öffnen, so der Titel eines Buches von Aldous Huxley. Bereits 1956 wurde für diese Wirkung das

Wort psychedelisch geprägt, das sich von Psyche (Seele, Geist) und Delos (hervorbringend oder manifestierend) herleitet.

Der massenwirksame Durchbruch von LSD erfolgte, nachdem sich Anfang der 60er Jahre ein bis dahin unbekannter Psychologie-Dozent an der Harvard University zum Propagandisten der psychedelischen Bewegung aufschwang: Timothy Leary. Er vertrat die «Politik der Ekstase» und propagierte öffentlich den LSD-Konsum zur Befreiung von gesellschaftlichen Zwängen: «Turn on, tune in, drop out!» San Francisco entwickelte sich zum Zentrum der neuen Bewußtseinskultur: Studenten, Künstler, Literaten und Musiker wie die Grateful Dead ließen sich von LSD aus Beständen von Sandoz anturnen und feierten den «Summer of Love». Die Beatles sangen verschlüsselt über ihre Trips («Lucy in the Sky with Diamonds»). Der umstrittene LSD-Guru Leary verlor seinen Lehrauftrag und wurde wegen Marihuana-Besitzes zu 30 Jahren Gefängnis verurteilt.

Die Reaktion auf die Verbreitung von LSD und den mit Drogen in Verbindung gebrachten Zerfall konservativer Werte in den USA ließ nicht lange auf sich warten. Sandoz stellte 1966 den Verkauf von Delysid ein, ein Jahr später wurde LSD verboten. Medien verbreiteten Horrorgeschichten über LSD und brachten so die Droge in Verruf. Bad Trips, Paranoia und Flashbacks häuften sich als Folge des unkontrollierten und massenhaften Gebrauches. Außerdem hatte das Verbot eine massive Verschlechterung der Qualität zur Folge. So wurde das Festival 1969 in Woodstock nicht nur zum Höhepunkt, sondern auch zum Anfang vom Ende der psychedelischen Bewegung. Aus dem Sakrament war eine weit verbreitete *Vergnügungsdroge* mit unkalkulierbaren Risiken geworden. Und Hippies wandelten sich nicht selten zu drogengeschädigten Acid Heads. Albert Hoffmann schrieb nun über «LSD, mein Sorgenkind», doch in den späten 70er Jahren verlor die psychedelische Droge an Bedeutung.

Sie überlebte in einem kleinen Refugium: Alt-Hippies feierten LSD im indischen Goa weiterhin als *Kultdroge*. Anfang der 90er Jahre schlossen sich Raver den spirituellen Tanzparties an. Von

Goa schwärmten Techno-Hippies in die Welt hinaus und verbreiteten Goa-Techno und Psychedelic-Trance, das Goa-Feeling und ihr wiederentdecktes Sakrament: LSD. Und Drogenguru Leary grüßte über Internet die junge psychedelische Gemeinde, bevor er endgültig abdankte.

Oft besonders hoch dosiert sind Mikrotabletten («Mikros»). Sie enthalten durchschnittlich 250 Mikrogramm LSD. Die Moleküle reagieren leicht auf Einwirkungen von Licht, Hitze und Feuchtigkeit. Die Beständigkeit von LSD hängt von der Lagerung ab.

Substanz

LSD wird illegal hergestellt und ist ein halbsynthetischer Stoff. Von den Lysergsäureamiden gibt es zahlreiche Varianten, psychisch am stärksten wirksam ist jedoch LSD-25. LSD ist eine farb-, geschmack- und geruchlose Substanz. Auf dem Schwarzmarkt gehandelt wird es meist in Form von Papiertrips (Löschblatt, «Pappe»), oft mit Comic-Motiven verziert. Ein Trip kostet 10 bis 20 Mark.

Laut Eve & Rave sind in Berlin auf einen Trip durchschnittlich 80 Mikrogramm LSD geträufelt (ein Mikrogramm = ein Millionstel Gramm). Die Dosierung schwankt zwischen 25 und 200 Mikrogramm. Auf Parties werden jedoch meist nur halbe oder viertel Trips genommen.

Wirkung

Die Wirkung von LSD setzt ungefähr 30 bis 60 Minuten nach der Einnahme ein. Sie erreicht erst nach zwei bis vier Stunden ihren Höhepunkt und dauert bis zu zehn Stunden und länger an. Die Wirkdauer wie auch die Stärke der Effekte ist abhängig von der Dosis. Es ist ein pharmakologisches Rätsel, wie eine so geringe Dosis überhaupt eine so starke und langanhaltende Wirkung entfalten kann. LSD bewirkt kaum körperliche Veränderungen, dafür um so größere psychische.

Die körperlichen Wirkungen wurden in zahlreichen Untersuchungen erforscht – auch an Tieren. Bei den Versuchstieren wurde lediglich eine Erweiterung der Pupillen und gesträubte Haare festgestellt. Außerdem wurden Katzen liebenswürdig gegenüber Mäusen, und Spinnen bauten perfekte Netze.[6] Beim Menschen sind folgende Veränderungen festzustellen: leichte Erhöhung des Blutdrucks, vermehrte Speichelbildung, erweiterte Pupillen und Hautrötung. In der ersten Phase des Trips kann es auch zu Atembeschwerden, Herzrasen und einem allgemeinen körperlichen Unbehagen kommen.

Viel stärker und komplexer sind die psychischen Wirkungen. Alleine die Literatur darüber füllt Bibliotheken. Nicht zu Unrecht gilt der LSD-Trip als «unbeschreiblich». Die Wirkungen unterscheiden sich nicht nur von Person zu Person, sondern auch von Trip zu Trip. Kein Symptom, etwa optische Erlebnisse, das sich ständig wiederholte und immer vorkäme.

Halluzinogene verändern die Wahrnehmung der äußeren wie der inneren Welt. Man befindet sich in einem angeregten Wachzustand, der sich kaum von einem Traum unterscheiden läßt. Verändert ist das Zeitgefühl, das Körpergefühl und der Orientierungssinn.

Die häufigsten in der Literatur beschriebenen Merkmale sind optische Halluzinationen, Sinnestäuschungen, wobei man allerdings weiß, daß die Eindrücke nicht wirklich sind. Die Trugbilder werden vor allem mit geschlossenen Augen oder im Dunkeln wahrgenommen. Es kommt zu Flackern und Fließen von Farben, zu farbigen Nebeln und Mustern. Aber auch zu ausgeformten Bildern wie Landschaften oder Fratzen. Die erlebte Bilderwelt ist abhängig von der Persönlichkeit sowie von der Umgebung, oft verwandeln sich Geräusche und Musik direkt in Bilder.[6]

Halluzinogene bewirken, daß man den gewohnten Blick auf die Welt verliert und sämtliche Dinge mit anderen Augen betrachtet. Alltägliche, simple Dinge sieht man wie zum erstenmal, man erfaßt sie neu und sieht in ihnen eine tiefere Bedeutung. Auch die Selbstwahrnehmung verändert sich. Man begreift, daß das Erleben im nüchternen Zustand ständig «gefiltert» und auf das zum Überleben Notwendige beschränkt wird.[6]

Nicht weniger eindrücklich als die veränderte Wahrnehmung der Außenwelt ist die psychedelische Wirkung: Die Seele scheint sich zu offenbaren. Man tritt eine Reise in die eigene Innenwelt an, ist konfrontiert mit Erinnerungen, vergessenen oder verdrängten Erlebnissen – was ein ebenso fantastisches wie schreckliches Erlebnis sein kann.

Das Runterkommen von einem Trip, die Rückkehr in die «normale» Welt, gestaltet sich nicht immer einfach. Man fühlt sich erschöpft und neigt zu depressiven Gefühlen. Es versteht sich von selbst, daß die starken Wahrnehmungsveränderungen, die Gefühle von Ich-Auflösung und von dem Zerfall der äußeren Welt, nicht nur positive und angenehme Reaktionen auslösen.

Gefahren

Die Gefahren von LSD und anderen Halluzinogenen sind vor allem psychischer Art. LSD führt nicht zu einer körperlichen Sucht, bei häufigem Gebrauch kann es jedoch zu einer psychischen Abhängigkeit kommen. Außerdem entwickelt sich schnell eine Toleranz. Schädigungen für den Körper konnten bis heute nicht nachgewiesen werden. Wegen der illegalen Produktion besteht allerdings auch hier die Gefahr von Verunreinigungen und Beimischungen.

LSD kann akut schwere psychotische Symptome auslösen. Gefürchtet sind Horrortrips oder Bad Trips mit Ängsten, Paranoia, Depressionen, Sprachstörungen, Schwindel und Schwächegefühlen. Im schlimmsten Fall können solche Angstzustände zum Suizid führen. Die Ängste klingen in der Regel spätestens mit der Wirkung des LSD wieder ab. Nur in ganz seltenen Fällen können die psychotischen Reaktionen über die Wirkdauer von LSD anhalten. Es kann, wenn auch selten, zu Flashbacks kommen. Dann erscheinen die Bilder und Sinnestäuschungen erneut, die Droge scheint Wochen oder Monate nach dem Trip plötzlich wieder aktiv zu werden.

LSD kann zu einer tiefgreifenden und einschneidenden Erfahrung werden – auch ohne Horror und Paranoia. Derartige Erlebnisse sind nicht leicht zu verarbeiten. LSD ist keine Vergnügungsdroge, die man einfach so zum Spaß nimmt. Die psychischen Erschütterungen können so stark sein und so lange nachwirken, daß LSD nur in großen

Abständen genommen werden sollte. Vor allem aber sollte LSD nie alleine genommen werden. Die Wirkung ist nicht kalkulierbar. Unbewältigtes tritt plötzlich mit voller Kraft ins Bewußtsein, Stimmungen schlagen unerwartet um. Die Erfahrung kann verunsichern, verwirren und das Leben auf den Kopf stellen. Weil LSD die Selbstwahrnehmung und die Kontrolle über die Umwelt beeinträchtigt, kann es zu tragischen Unfällen kommen. Wer regelmäßig Halluzinogene konsumiert, wird bald an Kontakt- und Realitätsverlust leiden und Probleme bei der Bewältigung des Alltags bekommen.

Andere Halluzinogene

2CB ist ein Halluzinogen mit einer relativ kurzen Wirkdauer (vier bis acht Stunden). Seit 1995 ist 2CB dem Betäubungsmittelgesetz unterstellt und verboten. Vor dem Verbot wurde es vor allem in den USA in der Psychotherapie eingesetzt. Die Droge soll intellektuelle Einsichten befördern und erotische Phantasien auslösen.[4,5]

DOB wurde erstmals 1971 synthetisiert. Es gehört zu den psychisch stimulierenden Amphetaminen und hat eine stark halluzinogene Wirkung. Weil es im Unterschied zu LSD lange nicht verboten war, erfreute es sich großer Beliebtheit. Seit 1984 ist es jedoch dem Betäubungsmittelgesetz unterstellt und verboten. Die Wirkung ist ungewöhnlich lang und mit zunehmender Dosis immer unberechenbarer.[2,5]

DOM ist ein Amphetaminderivat mit halluzinogener Wirkung und entstammt den Labors von Dow Chemicals. Es war in den 60er Jahren unter dem Namen STP (Serenity, Tranquility, Peace) verbreitet und unterscheidet sich von LSD vor allem durch die noch längere Wirkungsdauer und die Angst, nicht mehr runterzukommen. DOM untersteht dem Betäubungsmittelgesetz und ist verboten.[2,5]

MDMA-ähnliche Drogen

Seit sich MDMA unter dem Namen Ecstasy als Partydroge verbreitet hat, finden sich auf dem Schwarzmarkt verschiedene ähnliche Substanzen, die teilweise als Ecstasy verkauft werden.

MDA

MDA wurde erstmals 1910 in Deutschland synthetisiert und trat Ende der 60er Jahre in den USA als Droge in Erscheinung. Es ist chemisch verwandt mit MDMA, erzielt eine vergleichbare Wirkung und wird, allerdings sehr selten, als Ecstasy gehandelt; ein Grund dafür ist auch, daß die illegale Herstellung von MDA etwas einfacher ist als die von MDMA. Seit 1984 ist die Droge dem Betäubungsmittelgesetz unterstellt und verboten. MDA-Pillen sind in der Regel niedriger dosiert als MDMA-Pillen. Sie wirken schon ab einer Dosis von 80 Milligramm. Im Vergleich zu MDMA ist die Wirkung weniger warm, stärker antriebssteigernd und stärker halluzinogen. Es kommt häufiger zu innerer Unruhe, Orientierungslosigkeit und Umtriebigkeit. Der wichtigste Unterschied zu MDMA aber ist, daß MDA doppelt so lange wirkt (acht bis zwölf Stunden). Die Gefahren sind im wesentlichen die gleichen wie bei MDMA, doch wird vermutet, daß MDA für das Gehirn schädlicher ist.[2,4,5,9]

MDEA (MDE)

Mit MDMA chemisch verwandt ist auch MDEA. Es hat eine ähnliche Wirkung und wird häufig als Ecstasy gehandelt. MDEA ist einfacher und kostengünstiger herzustellen als MDMA. Als Droge beschrieben wurde MDEA erstmals 1980, dem Betäubungsmittelgesetz unterstellt und verboten wurde sie 1991. Analog zu «Adam» – für MDMA –, wird MDEA auch «Eve» genannt. Unter diesem Namen und mit entsprechender Prägung wird es am Markt oft angeboten. Der Preis liegt meist etwas unter dem von MDMA. MDEA-Pillen sind in der Regel etwas höher dosiert als MDMA-Pillen. Die wirksame Dosis liegt bei 100 bis 150 Milligramm. Die Wirkung ist nur schwer von MDMA zu unterscheiden, doch gilt die Droge als weniger kommunikativ. Ihr fehlen die warmen und öffnenden Eigenschaften von MDMA, während die beruhigenden Effekte stärker sind. Die Wirkung ist insgesamt weniger beständig. Vereinzelt kommt es auch zu paranoiden Zuständen und Halluzinationen. MDEA wirkt kürzer als MDMA (drei bis fünf Stunden), was viele Konsumenten dazu verleitet, mehr als eine Pille an einem Abend zu nehmen. Die Gefahren sind im wesentlichen die gleichen wie bei MDMA; allerdings konnten bei Tierexperimenten auch bei hohen Dosierungen keine andauernden gehirnschädigenden Effekte festgestellt werden.[2,4,5,9]

MBDB

MBDB wurde erstmals in den 80er Jahren synthetisiert und gilt als Prototyp der Entaktogene. MBDB wirkt ähnlich wie MDMA, allerdings stärker introspektiv, aber weniger antriebssteigernd und halluzinogen. Außerdem soll es weniger schäd-

lich für das Gehirn sein. Seit Ende 1994 taucht es vereinzelt auf dem Ecstasy-Markt auf. Seit 1995 ist MBDB dem Betäubungsmittelgesetz unterstellt und verboten.[5,19]

MDOH

MDOH ist in der Wirkung mit MDA vergleichbar, hat jedoch eine kürzere Wirkungsdauer. Nach Abklingen der Wirkung fühlen sich die Konsumenten oft stark ermüdet oder gar depressiv. Die Substanz tauchte erstmals 1994 in den Niederlanden am Ecstasy-Markt auf, ist heute aber nahezu verschwunden. Die Droge war, ihrer unangenehmen Nebenwirkungen wegen, bei den Konsumenten wenig beliebt. MDOH ist seit 1995 dem Betäubungsmittelgesetz unterstellt und verboten.[5]

Poppers

Trotz Verbotes ist Poppers (organische Nitrite) in Sexshops und Tanzclubs relativ leicht erhältlich. Verkauft wird die flüssige Droge in kleinen, meist grell verpackten Fläschchen. Die Verkaufsorte deuten auf den Gebrauch hin: Poppers wird auf der Tanzfläche oder beim Sex geschnüffelt. Das Inhalieren der Dämpfe löst einen euphorischen Rausch von rund einer Minute aus. Es enthemmt und weckt die animalischen Triebe.

Poppers riecht meist stark und unangenehm, die Dämpfe können die empfindlichen Nasenschleimhäute verätzen. Ursprünglich handelt es sich bei Poppers um ein Medikament für Herzkranke. Das Nitrit – der aktive Wirkstoff – hat im Körper im wesentlichen zwei Effekte: Die Substanz erreicht mit dem Blutstrom recht schnell das Gehirn, wo es die Schmerzwahrnehmung hemmt und einen Rausch bewirkt. In einer zweiten Phase kommt es zu einer Blutdruckverminderung, einem Hitzegefühl und einer Hautrötung, weil die Blutgefäße erweitert werden.

Poppers hat gefährliche Wirkungen:
• Das Schnüffeln von Poppers vermindert den Sauerstofftransport im Blut. Personen, die gerade eine Lungenentzündung durchgemacht haben oder deren Herz- und Lungenfunktion aus einem anderen Grund vermindert ist, sollten Poppers unbedingt meiden.
• Poppers kann im Extremfall zu Bewußtlosigkeit bis hin zum Kreislaufkollaps führen.
• Wer Poppers verschluckt, vergiftet sich und bringt sich in Lebensgefahr.
• Die Erweiterung der Blutgefäße kann zu Kopfschmerzen führen und zu einer Veränderung des Herzschlags.[3]

Psychoaktive Pflanzen

Aufgrund des Verbotes und der Gefahren von Ecstasy werden nichtverbotene, natürliche Substanzen, denen eine ähnliche Wirkung nachgesagt wird, immer populärer. Verschiedene Pillen, Kapseln oder Pulver werden auf Parties, in Clubs und Kräuterläden verkauft oder über Internet zur Bestellung angeboten. Die Produkte der verschiedenen

Anbieter tragen Fantasienamen wie Herbal Ecstacy (sic), Herbal X, Cloud 9, Ultimate Xphoria, Ritual Spirit, Nexus, Pure Sex.

Diese Produkte enthalten meist eine Mischung von verschiedenen pflanzlichen Extrakten mit anregender oder psychoaktiver Wirkung. Sie werden als «natürliche, legale und sichere Alternative zu Ecstasy» beworben. Keine der enthaltenen Substanzen bewirkt jedoch im Gehirn die Ausschüttung von Serotonin und Dopamin, welche für die spezifische Wirkung von Ecstasy verantwortlich ist.

Nicht alles, was von «Mutter Natur» stammt und legal ist, muß auch ungefährlich sein. Außerdem sind die Wirkungen der verschiedenen Angebote oft zweifelhaft – obwohl für manche in der Werbung das Blaue vom Himmel versprochen wird: erhöhte Energie, innere Visionen, sexuelle Sensationen und ein kosmisches Bewußtsein. Diese Werbung ist verführerisch. Man denkt sich, wenn eine geringe Dosis gut wirkt, wird eine höhere Dosis um so besser wirken. Das kann unangenehme und gefährliche Folgen haben.

Das bekannteste unter den zahlreichen Naturprodukten ist «Herbal Ecstacy», das von der Global Media Corporation in Kalifornien weltweit beworben und vertrieben wird und der Firma angeblich mehrere Millionen Dollar eingebracht hat. «Herbal Ecstacy» enthält neun verschiedene natürlich vorkommende Substanzen, die nach Angaben der Hersteller so kombiniert sind, daß sie eine «Alternative zu illegalen Drogen» darstellen. «Wenn du es noch nicht versucht hast und du es nicht liebst, verpaßt du etwas», heißt es in der Werbung. Die konkrete Wirkung wird jedoch nur vergleichsweise vage angepriesen: «Herbal Ecstacy» steigere die Energie bis hin zur Euphorie.

Die Produzenten warnen vor dem Konsum bei Schwangerschaft, hohem Blutdruck, Herzleiden, Diabetes sowie beim gleichzeitigen Gebrauch von Antidepressiva oder anderen rezeptpflichtigen Medikamenten. Als Nebenwirkungen geben sie Nervosität und Schlaflosigkeit an.

Die Erfahrungen von Konsumenten sind sehr unterschiedlich. Berichtet wird über eine anregende Wirkung, ein verändertes

Körpergefühl, leichte Bewußt-seinsveränderungen, eine erhöhte Konzentration und sexuelle Stimulation.

Die US-amerikanische Food and Drug Administration (FDA) hat 1996 ausdrücklich vor dem Konsum von «Herbal Ecstacy» und anderen Produkten, die den Wirkstoff Ephedrin enthalten, gewarnt. Ihr lagen zahlreiche Berichte vor über gefährliche Zwischenfälle, Herzprobleme und über Todesfälle im Zusammenhang mit dem Konsum solcher Drogen. So starb beispielsweise ein 20jähriger in Florida nach der Einnahme von «Ultimate Xphoria», das folgende Wirkstoffe enthält: Ephedrin, Pseudo-Ephedrin, Phenylpropanolamin und Coffein. Zahlreiche US-Staaten haben danach den Verkauf von Ephedra-haltigen Drogen unterbunden.

Als Reaktion darauf entwickelte die Firma ein «Herbal Ecstacy» ohne Ephedra. Ohne diese Substanz ist dessen Wirkung wohl hauptsächlich auf das enthaltene Coffein zurückzuführen. Es dürfte damit keinen größeren Effekt haben als Kaffee oder stark Coffein-haltige Getränke wie etwa Energy Drinks.

«Herbal Ecstacy» wird auch am deutschen Markt angeboten, ob es Ephedra enthält oder nicht, entzieht sich unserer Kenntnis.

Um die Wirkung zu untersuchen, hat Nicholas Saunders 1994 mit Ephedra-haltigem «Herbal Ecstacy» einen Versuch unternommen. Auf einem Festival verteilte er 50 Dosen «Herbal Ecstacy» sowie 50 Vitaminpillen als Placebo ohne jede Wirkung. Die Versuchsteilnehmer füllten einen Fragebogen aus, in dem sie über die verspürten Wirkungen Auskunft gaben: Bei den Konsumenten von «Herbal Ecstacy» reichten die Antworten von gar keiner Wirkung bis hin zum besten je erlebten Trip ohne Hangover. Einige Versuchsteilnehmer, die nur Vitaminpillen eingenommen hatten, waren über die Wirkung ihres Trips nicht weniger enthusiastisch. Auf die Frage, wieviel sie für die Pillen bezahlen würden, lag die Antwort im Schnitt bei £4.12 für die Vitamine und bei £3.98 für «Herbal Ecstacy». Saunders schlußfolgerte, daß bei «Herbal Ecstacy» ein großer Teil der verspürten Wirkung von den Erwartungen abhängt. Je besser und glaubhafter die Wirkung angepriesen werde, desto besser und intensiver seien die Erfahrungen der Konsumenten. Verstärkt wird dieser Effekt durch die Tatsache, daß einige der Substanzen wie Ephedra und Coffein eine deutlich wahrnehmbare körperliche Wirkung haben.

Zahlreiche natürlich vorkommende Substanzen wirken allerdings sehr wohl psychoaktiv. In vielen Kulturen haben Pflanzen mit berauschender Wirkung eine oft jahrhundertealte Tradition. Sie wurden als Götterpflanzen verehrt und als Hexenkraut verfolgt. Auch heute noch spielen sie in den religiösen Kulten zahlreicher Völker eine zentrale Rolle – auch als natürliche Heilmittel.

In der einschlägigen Literatur werden Hunderte von Pflanzen mit anregenden, psychoaktiven oder aphrodisischen Wirkungen aufgeführt. Es bedarf eines genauen Wissens über Zubereitung und Dosierung, um sie sinnvoll verwenden zu können. Falsch dosiert wirken sie überhaupt nicht, oder sie wirken gefährlich. Viele Pflanzen und Kräuter sind altvertraute Haus- und Heilmittel wie Pfefferminz, Kamille oder Bienenpollen – darunter auch Exotisches aus China, Indien oder Südamerika. Wir beschränken

uns auf eine Auswahl von Stoffen, denen die Hauptwirkung von sogenanntem natürlichen Ecstasy zugeschrieben wird.

Cola-Nuß

Die Cola-Nuß ist eigentlich keine Nuß, sondern der Samen in der Frucht des Cola-Baumes, der im tropischen Afrika wächst. Die weißen und roten bis zu 25 Gramm schweren Samen enthalten rund zwei Prozent Coffein. Der Cola-Nuß verdankt das Getränk Coca-Cola die eine Hälfte seines Namens und seine leicht anregende Wirkung. Seit Urzeiten sind Cola-Nüsse in Westafrika ein wichtiges Genußmittel. Sie spielen als Schmuck, Münzen, Braut- und Grabbeigaben eine zentrale Rolle im Kulturleben der Menschen. Wegen ihrer stimulierenden und lustfördernden Wirkung gelten sie als «Speisen der Götter».[6,10]

Coffein

Coffein ist ein anregender Wirkstoff, der in verschiedenen Pflanzen wie der Kaffeebohne, der Cola-Nuß oder Guarana enthalten ist. Die Wirkung von Coffein reicht von milder Anregung, die die Gedanken schärft, bis hin zur Aufputschung, bei der, ähnlich wie bei einem Amphetamin, das Denken fahrig und zusammenhanglos wird. Große Mengen führen zu rauschartiger Erregung, Ohrensausen, Herzklopfen, Schlaflosigkeit, Unruhe, Angst, Muskelzittern, Halluzinationen, Durchfall und Brechreiz. Der anregenden und stimulierenden Wirkung von Coffein folgen mit zeitlicher Verzögerung Müdigkeit und ein oft abrupter Leistungsabfall. Mehr als ein Gramm wirkt giftig, mehr als zehn Gramm sollen tödlich sein. Eine Folge des Mißbrauchs von Coffein sind Schlafstörungen.

Der Wirkstoff Coffein wird auch in Tablettenform vermarktet oder Genußmitteln wie Energy Drinks beigemischt. Auch hier gilt: Coffein in hoher Dosis kann unangenehme Folgen haben und gefährlich sein. Besonders riskant ist der Mischkonsum: Wer schon mit Ecstasy oder Amphetamin aufgeputscht ist, sollte nicht auch noch Coffein drauflegen. Die Nach- und Nebenwirkungen sind unangenehm.

Kaffee mit dem Wirkstoff Coffein ist heute ein weltweit akzeptiertes Genußmittel. Das stimulierende Getränk verbreitete sich im Mittelalter in Arabien, und von dort brachten es wahrscheinlich Mekka-Pilger in die ganze muslimische Welt, bis es schließlich auch in Europa ankam. Der Siegeszug verlief jedoch nicht ohne Rückschläge. Vor allem die medizinische Fachwelt warnte eindringlich vor dem aufputschenden Getränk, und in einzelnen Kulturen war es verboten. Kaffeetrinker wurden mit drastischen Strafen belegt oder gar zum Tode verurteilt. Doch das Coffein mit seiner stimulierenden Wirkung setzte sich letztlich durch. Heute werden weltweit jährlich mehrere Millionen Tonnen Kaffeebohnen geerntet. Die wichtigsten Anbaugebiete des Kaffeestrauches liegen in Lateinamerika, Afrika und Asien. In vielen Ländern, auch in der Bundesrepublik, wird der Kaffee als Genußmittel vom Staat kräftig besteuert.[2,6]

Ephedra

Das Ephedrakraut gilt als die älteste überlieferte Anregungsdroge der Menschheit – schon die Neandertaler sollen seine dünnen Stengel den Toten ins Grab gelegt haben. Unter dem Namen Ma Huang spielt es in China seit über 5000 Jahren eine wichtige Rolle als Heilmittel. Ephedra enthält den Wirkstoff Ephedrin, ein Amphetamin-ähnlicher Stoff, der eine anregende, aber auch eine aphrodisische Wirkung haben soll, vor allem bei Frauen. Ephedrin ist in zahlreichen Arzneimitteln enthalten, in Präparaten zur Behandlung von Asthma, Kreislaufstörungen, Grippe, Husten und Schnupfen. Es mildert Krämpfe der Bronchialmuskulatur und Entzündungen der Atemwege. Ephedra beschleunigt den Herzschlag und läßt einen tiefer atmen. Ephedra ist im Apothekenhandel erhältlich und kann als Tee zubereitet werden, die Höchstdosis ist 600 Milligramm. Im Sport ist Ephedrin ein verbotenes, aber beliebtes Dopingmittel. Überdosierungen führen zu Muskelkrämpfen und Herzanfällen. Nebenwirkungen: beschleunigter Herzschlag, trockene Kehle, Angst, Zittern, Nervosität und Schlaflosigkeit. Synthetisch gewonnenes Ephedrin ist unter dem Namen Ephetonin im Handel, beide Varianten gelten als schwach suchtbildend.[2,6,10]

Guarana

Seit Jahrhunderten verzehren die Indios im Amazonasgebiet Guarana. Es gilt als Stoff mit dem größten natürlichen Coffeingehalt. Die Samen des brasilianischen Kakaobaums Guarana enthalten bis zu fünf Prozent Coffein, Harze und ein ätherisches Öl. Die Indios nennen die Samen dieser Lianenart «Früchte der Jugend». Sie verarbeiten sie zu einer Paste und stellen daraus ein stark anregendes Erfrischungsgetränk her. Eingesetzt wird es auch als Naturheilmittel gegen Durchfall. Guarana gilt aber nicht nur als stimulierend, sondern auch als aphrodisisch. Die körperliche Wirkung ist dieselbe wie beim Kaffee. Guarana-Coffein entfaltet seine Wirkung über einen längeren Zeitraum. Durch den hohen Anteil an Ballaststoffen und Rohfasern wird das Coffein nur langsam an den Organismus abgegeben. In der Lebensmittelindustrie werden Samen, Guarana-Nüsse und Guarana-Extrakte zur Herstellung von Energy Drinks und Süßwaren genutzt. 25 bis 35 Gramm Guarana-Pulver reichen für eine starke Wirkung und kosten ungefähr 20 Mark. Mißbrauch führt zu Schlaflosigkeit und Nervosität.[2,11,13]

Kawa-Kawa

Der Kawa-Kawa-Baum, der auch Rauschpfefferbaum genannt wird, wächst in Polynesien, z.B. auf den Hawaii-Inseln. Die Ureinwohner verarbeiten die Wurzeln zu einem anregenden, berauschenden Getränk, dem auch aphrodisische Wirkungen nachgesagt werden. Kawa-Kawa wird als Genußmittel, Rauschmittel und als Arzneimittel verwendet. Der Wirkstoff Kavain hat sowohl narkotisierende und sedierende wie stimulierende und psychedelische Effekte. Er ist auch in einer Reihe von Medikamenten enthalten. Nach den Zwischenfällen mit Ephedra bei den natürlichen Ecstasy-Varianten fügte der Hersteller von «Herbal Ecstasy» seinem Produkt Kawa-Kawa als Ersatzmittel bei.[2,11]

Yohimbé

Der Yohimbé-Baum wächst in den tropischen Zonen Westafrikas. Seine Rinde wird dort seit Jahrhunderten als berauschendes Aphrodisiakum geschätzt. Sie wurde bei Hochzeitsfeiern und rituellen Orgien benutzt und war das potenteste Zaubermittel afrikanischer Priester und Zauberer. Als die Europäer im 19. Jahrhundert Afrika kolonisierten, lernten auch sie Yohimbé kennen. Die Deutschen bezeichneten Yohimbé als «Liebesbaum» oder «Potenzholz». Bei der 1896 erstmals durchgeführten Analyse von Yohimbé fand man das Alkaloid Yohimbin, welches vor allem die sexuelle Lust und Erregbarkeit steigert. Zu Liebeskonfekt und Dragées d'amour verarbeitet, erregte Yohimbin weltweit Aufsehen. In den 60er Jahren dieses Jahrhunderts erforschte es die Sexualmedizin: Yohimbin gilt seither als das einzige nachweislich aphrodisisch wirksame Mittel.

Yohimbin erweitert die Blutgefäße und senkt den Blutdruck. Die Wirkung hält zwei bis vier Stunden an, ist antidepressiv und leicht psychedelisch. Es verschafft einen rauschähnlichen Zustand mit Stimmungsaufhellung, Heiterkeit und verstärkter Liebes- und Lebenslust. Vor allem führt es zu gesteigerter Libido, bei Männern zu häufigeren und verstärkten Erektionen und bei Frauen zu einer intensiven Erregung der Klitoris.

Yohimbé-Rinde und eine Reihe von Fertigprodukten sind in der Apotheke erhältlich. Einige dieser Produkte sind rezeptpflichtig. Yohimbé ist nicht ungefährlich: In Kombination mit bestimmten Lebensmitteln und alkoholischen Getränken entfaltet es eine starke Giftwirkung. Verschärft gilt das für die Kombination mit Amphetamin, Meskalin, LSD und Ecstasy. Diese Drogen dürfen auf keinen Fall mit «natürlichem Ecstasy», das Yohimbin enthält, kombiniert werden. Überdosierung führt zu Muskelzittern, Kreislaufschwäche, Durchfall, Krämpfen, Herztätigkeitsstörungen und Übelkeit. Sehr hohe Dosen können zu Herzmuskelversagen oder Atemlähmung führen und tödlich wirken.[10,11]

Tabak

«Rauchen gefährdet die Gesundheit.» – «Rauchen gefährdet die Gesundheit Ihres Kindes bereits in der Schwangerschaft.» Gesetzlich sind die Hersteller und Vermarkter von Tabak verpflichtet, jede einzelne Zigarettenpackung, jedes Werbeplakat und jeden Filmclip mit diesen Warnungen zu versehen, die gegen die Lobby der Tabakhersteller durchgesetzt wurden. Im Gegenzug versucht die Tabakindustrie, in aufwendigen Kampagnen den Eindruck zu erwecken, alles sei nur halb so schlimm. Offensichtlich sind die Werbekampagnen der Tabakhersteller erfolgreicher als die Warnhinweise von Gesundheitsbehörden. Auch 1996 rauchten in der Bundesrepublik 37 Prozent aller Männer und 22 Prozent aller Frauen über 14 Jahren. Sie verqualmten 165 Milliarden Zigaretten. Tendenz: leicht steigend.

Tabak gehört zu den Nachtschattengewächsen und gedeiht am besten in subtropischen Regionen. Nach Europa kam der Tabak wie auch der Kaffee, der Tee und die Schokolade als Errungenschaft kolonialer Eroberungszüge.

Tabak wird geraucht, geschnupft und gekaut. Nikotin, sein Hauptwirkstoff, wirkt sowohl anregend wie beruhigend. Nikotin macht die Nervösen ruhiger und die Ruhigen nervöser. Der gewohnheitsmäßige Konsum großer Mengen macht nicht nur körperlich süchtig, das Ritual und die Gewohnheit machen auch psychisch abhängig.

Wer raucht, riskiert schwere Organschädigungen an Lunge, Atemwegen und Herzgefäßen. Allein 1996 registrierte die Statistik in der Bundesrepublik 95000 Männer und 17000 Frauen, die an den Folgen des Konsums von Tabak starben.

Nikotin ist nicht nur suchtbildend, sondern auch eine einträgliche Geldquelle für den Staat: Die Einnahmen der Tabaksteuer lagen 1996 bei über 20 Milliarden Mark. Nikotin und eine Fülle giftiger Schadstoffe, die beim Rauchen inhaliert werden, verursachen größere Gesundheitsschäden und mehr Todesfälle als alle anderen Drogen, deren Risiken wir hier dargestellt haben. Tabak ist eine legale Droge.

Zauberpilze

Schon seit einigen Jahren machen sich auch in Europa Sammler auf den Weg, um in Wäldern und auf Wiesen Pilze zu suchen. Ihr Interesse gilt nicht schmackhaften Pfifferlingen, sondern Magic Mushrooms und Psilos, Pilzen mit einer LSD-ähnlichen Wirkung. Das neuerwachte Interesse an Psychedelika hat auch in der Partyszene das Interesse an Zauberpilzen geweckt. Bei einer Umfrage in Holland 1996 gaben 30 Prozent der befragten Discogänger an, in den letzten Monaten ein- oder mehrmals halluzinogene Pilze konsumiert zu haben.[21]

Geschichte

Zauberpilze zählen zu den ältesten Kulturdrogen der Menschheit. Noch im Mittelalter wurden ihnen auch in unserem Kulturkreis mystische und dämonische Kräfte zugeschrieben. Bis heute verwenden Urvölker heilige Pilze bei spirituellen Zeremonien und verehren sie als Götterfleisch. Azteken-Priester nutzten den südamerikanischen Pilz Teonanacatl, um mit den Göttern in Verbindung zu treten, um wahrzusagen und Kranke zu heilen – ihr Pilzkult ist vermutlich mehr als 3000 Jahre alt. In den 50er Jahren stießen westliche Forscher in Mexiko auf Pilzrituale. Der LSD-Entdecker Albert Hoffmann isolierte 1958 die Wirkstoffe und nannte sie Psilocybin und Psilocin. Unter dem Namen Indocyn brachte die Firma Sandoz Psilocybin auf den Pharmamarkt. In den 60er Jahren wurden die Wirkstoffe als Medikament in der Psychoanalyse und der Psychotherapie eingesetzt. Nachdem sich Mitte der 60er Jahre die aufkommende Hippie- und Protestbewegung für die Halluzinogene zu interessieren begann, wurden nicht nur LSD, sondern auch halluzinogene Pilze als Rauschmittel weltweit verboten.

Verbreitung

Die rechtliche Lage ist verzwickt: Die Pilze selbst unterstehen nicht dem Betäubungsmittelgesetz, wohl aber die Wirkstoffe Psilocybin und Psilocin. Außer dem Konsum dieser Pilze ist alles verboten, was ihrer Anreicherung, Zubereitung und Aufbewahrung dient. Das Halluzinogen Psilocybin wird selten synthetisch hergestellt. Auch der illegale Handel mit Psilo-Pilzen ist in der Bundesrepublik eher selten. Die zuweilen zum Preis von 10 bis 20 Mark pro Gramm Trockengewicht angebotenen Pilze stammen zumeist aus Holland. Angeboten werden aber auch «Psilos», bei denen es sich um ganz gewöhnliche Pilze handelt, denen LSD zugesetzt wurde.

Zahlreiche Psilocybin-haltige Pilze, wie der Heudüngerling und der Glockendüngerling, gedeihen auch in unseren Breitengraden auf Heu, Wiesen, Wald- und Humusböden. Die Pilzsammlerliteratur warnt vor ihnen als Giftpilze. Sie können gesammelt, getrocknet und auf verschiedene Arten konsumiert werden: roh, als Tee und in Speisen zubereitet oder mit Tabak vermischt.

Da der Gehalt an Psilocin und Psilocybin jedoch von der Pilzart abhängig ist, aber auch innerhalb der gleichen Art stark variieren kann, ist bei der Dosierung große Vorsicht geboten. Der Gehalt schwankt zwischen 0,1 und 2 Prozent (bezogen auf das

Trockengewicht). Beim Sammeln besteht außerdem das Risiko, Psilo-Pilze mit anderen, hochgiftigen Pilzarten zu verwechseln. Gesammelte Pilze müssen fachkundig getrocknet und aufbewahrt werden, sonst können sich giftige Stoffe entwickeln, die zu Übelkeit und Erbrechen führen. Mit etwas Sachkenntnis, Glück und Geduld können die Pilze auch zu Hause gezüchtet werden.

Wirkung

Die Wirkung von Psilocybin ähnelt der von LSD, ist aber nicht so stark und leichter steuerbar. Die Wirkung setzt 20 bis 30 Minuten nach Verzehr ein, erreicht nach zwei Stunden ihren Höhepunkt und klingt nach vier bis maximal fünf Stunden wieder ab. Sie ist also deutlich kürzer als die von LSD. Das Runterkommen erfolgt schneller als bei LSD und wird als weicher empfunden.

Die übliche Dosis liegt bei 10 bis 20 Milligramm Psilocybin. Das Halluzinogen zeigt ab ungefähr drei Milligramm leichte Wahrnehmungsveränderungen; bei fünf bis zehn Milligramm

werden bei geschlossenen Augen fließende Bilder wahrgenommen, diese Dosis wirkt auch antriebssteigernd; ab zehn Milligramm kommt es zu stärkeren Wahrnehmungs- und Bewußtseinsveränderungen sowie zur Störung von Gleichgewicht und Orientierung, die u. a. das Tanzen erschwert.

Psilocybin führt schnell zu Toleranzbildung, d. h., bei regelmäßigem Konsum muß die Dosis erhöht werden, um die gleiche Wirkung zu erzielen. Psilocybin bewirkt zwar keine körperliche Abhängigkeit, das Risiko einer psychischen Abhängigkeit ist aber nicht auszuschließen.

Gefahren

Reines Psilocybin bewirkt auch bei regelmäßigem Gebrauch in üblicher Dosierung keine ernsthaften Organschäden. Psilocybin sowie andere in den Pilzen enthaltene Wirkstoffe können Nebenwirkungen wie Atembeschwerden, Herzrasen und Veränderungen im Blutdruck oder Puls verursachen. Auch die Körpertemperatur wird manchmal erhöht, was bei hoher Umgebungstemperatur zu intensiven Schweißausbrüchen oder gar Überhitzung führen kann. Von einem Mischkonsum der Pilze mit Ecstasy und Speed ist deshalb dringend abzuraten, da er die Gefahr eines Hitzschlages verstärkt.

Die Gefahr eines Horrortrips ist geringer als bei LSD. Im Prinzip bestehen aber ähnliche psychische Risiken wie bei anderen halluzinogenen Drogen: Bad Trips mit starken Ängsten und Wahnvorstellungen bis hin zu akuten Panikzuständen.

Neben den Psilos gibt es noch andere Pilze mit halluzinogener Wirkung wie etwa der Fliegenpilz: Sie sind hochgradig giftig, und ihr Konsum ist äußerst gefährlich.[2,21]

Literatur

Verwendete und empfehlenswerte Literatur & Materialien

1 Arzneimittelwirkungen. Ernst Mutschler. Wissenschaftliche Verlagsgesellschaft mbH, Stuttgart 1986

2 Betäubungsmittelgesetz. Arzneimittelgesetz. Erläutert von Dr. Harald Hans Körner. Verlag C. H. Beck, 4., neubearbeitete Auflage, München 1994

3 Bodycheck. Das schwule Gesundheitsbuch. Andrea Maidorn u. a. Magnus Medien Verlag, Berlin 1994

4 Ecstasy. Nicholas Saunders. Herausgegeben von Patrick Walder. Verlag Ricco Bilger, Zürich 1994

5 Ecstasy. Ein Ratgeber zur Droge MDMA. Artur Schroers. INDRO e. V., Münster 1996

6 Handbuch der Rauschdrogen. Wolfgang Schmidbauer/Jürgen vom Scheidt. Fischer Verlag, Frankfurt a. M. 1996

7 Informationsreihe Drogen. LSD. Peter Stafford. Raymond Martin Verlag, Markt Erlbach 1980

8 Informationsreihe Drogen. Kokain. Walter Hartmann. Raymond Martin Verlag, Markt Erlbach 1990

9 XTC und XXL Ecstasy. Manfred Rabes/Wolfgang Harm (Hg.). Rowohlt Taschenbuch Verlag, Reinbek bei Hamburg 1997

10 Pflanzen der Venus. Aphrodisiaka und Liebestränke. Christian Rätsch. Edition Ellert & Richter, Hamburg 1995

11 Pflanzen der Liebe. Aphrodisiaka in Mythos, Geschichte und Gegenwart. Christian Rätsch. AT Verlag, Aarau 1995

12 Vom Urkult zur Kultur. Drogen und Techno. Hans Cousto. Nachtschatten Verlag, Solothurn 1995

Weitere Materialien

13 «Die WochenZeitung». WoZ Nr. 51/52, 1993

14 «Drogen Info: Folienrauchen». Schweizerische Fachstelle für Alkohol- und andere Drogenprobleme (SFA), Lausanne o. J.

15 «Drogenkundliche Bausteine» für suchtpräventive Unterrichtsvorhaben/Projekte. Freie und Hansestadt Hamburg, Amt für Schule. Techniker Krankenkasse, Landesvertretung Hamburg 1996

16 «Info-Cards». ecstasy project. Büro für Suchtprävention, Hamburg 1997

17 «junge Welt», Nr. 36, 12.2.1997

18 «mixmag». Dance Music & Club Culture Magazine. No. 63, August 1996

19 «safer-use-info zu: ecstasy, speed, kokain, lsd und zauberpilzen. Partydrogen '97». 3. Auflage. Eve & Rave e. V., Berlin

20 «Toaster». Nummer 3.96. Junge Monatszeitung, Zürich

21 «Zauberpilze bei uns». Joachim Eul/Tibor Harrach. Landesarbeitsgemeinschaft Drogen(politik). Bündnis 90/Die Grünen. Berlin o. J.

Ecstasy & Co im Internet

Ecstasy-Analysen
http://www.meb.uni-bonn.de/giftzentrale

ecstasy project
http://www.ecstasy.de

Eve & Rave
http://www.artcom.de/-tim/technopolis/everave

Mind Zone
http://www.inetw.com/mindzone

Nicholas Saunders
http://www.hyperreal.com/drugs/e4x

Worterklärungen / Register

2CB: Bromodimethoxyphenethylamin, synthetische Droge mit halluzinogener Wirkung; S. 35, 53, 130

Abstinenzler: Menschen, die enthaltsam leben; S. 101

Acid Head: LSD-Freak; S. 126

Acid House: Variante der House-Musik, Vorläufer von Techno; S. 40, 96, 105

Adam: Bezeichnung für MDMA/Ecstasy; S. 36, 39, 131

Adrenalin: Neurotransmitter, Substanz, die bei der Übertragung von Nervenimpulsen beteiligt ist; S. 27, 103

Afterhour: Party nach der Party, die in den Morgenstunden beginnt; S. 18

Alkohol: flüssige Rauschsubstanz; S. 23, 36, 64, 66 f., 71, 84, 100 ff., 109, 122, 140

Amphetamine: Speed, Gruppe von aufputschenden Drogen; S. 19, 31, 36, 53 ff., 69, 103 ff., 114, 120, 130, 137, 140

AN 1: Markenname für ein Amphetamin-Produkt; S. 104

Anästhetikum: schmerzstillende Substanz; S. 118

Aphrodisiakum: Substanz mit sexuell stimulierender Wirkung; S. 139

aphrodisisch: sexuell stimulierend; S. 118, 136, 138 f.

Ascorbinsäure: Vitamin C; S. 53

assoziativ: gedankliche Verbindung herstellend; S. 27

Asthma: Atemwegserkrankung; S. 70 f., 138

ätherisches Öl: Substanz, die Duftstoffe freisetzt; S. 138

Bad Trip: schlechte Reise, unangenehme Drogenerfahrung; S. 23 ff., 30, 58, 108, 129, 144

Barbiturate: Substanzen mit beruhigender Wirkung, Schlafmittel; S. 53, 104, 109, 125

Bhagwan: indischer Sektenguru; S. 39

Beat: Schlag, musikalisches Maß; S. 104

Benzedrin: Amphetamin; S. 105 f.

Benzodiazepine: Substanzen mit beruhigender Wirkung; S. 53

BKA: Bundeskriminalamt; S. 73, 91

Cannabis: Hanf, Droge mit leicht halluzinogener Wirkung; S. 36, 64, 97, 105, 109 ff.

Cannabinol: THC, Cannabis-Wirkstoff; S. 111

Captagon: Markenname für ein Amphetamin-Produkt; S. 106

Chasing the Dragon: Folienrauchen, Inhalieren von Heroin von der Folie; S. 116

Chillout: auskühlen, Ruhepause nach Ecstasy-Wirkung, Ruheraum bei Parties; S. 22, 64, 66, 81, 85, 97

chronische Depression: krankhafte psychische Verstimmung; S. 62

CIA: Central Intelligence Agency, US-amerikanischer Geheimdienst; S. 125

Coffein: stimulierende Substanz; S. 36, 46, 53 ff., 114 f., 118, 135, 136 ff.

Cola-Nuß: Coffein-haltiger Samen eines afrikanischen Baumes; S. 118, 136

Crack: rauchbare Verarbeitungsform von Kokain: S. 43, 108, 120

Crash: Zusammenstoß, Absturz; S. 80

Crystal: hochpotente Methamphetamin-Variante, ICE; S. 108

Dancefloor: Tanzfläche; S. 16 f.

DEA: Drug Enforcement Administration, US-amerikanische Drogenbehörde; S. 41

Dealer: Drogenhändler; S. 31, 47 ff., 52, 57, 91 f., 108

Delysid: Markenname für LSD; S. 125 f.

Depression: psychische Verstimmung; S. 30, 32, 60, 62, 70, 88, 103, 107 f., 115, 121, 129, 132

Derivat: Abkömmling chemischer Grundsubstanzen; S. 19, 31, 130

Designerdroge: molekulare Abwandlung einer synthetischen, illegalisierten Droge; S. 35, 51

DJ: Disk-Jockey, Plattenaufleger; S. 40

DOB: Dimethoxybromoamphetamin; synthetische Droge mit lang anhaltender halluzinogener Wirkung; S. 35, 53, 130

DOM: Dimethoxymethylamphetamin, synthetische Droge mit lang anhaltender halluzinogener Wirkung; S. 34, 130

Dopamin: Neurotransmitter, Substanz, die bei der Übertragung von Nervenimpulsen beteiligt ist; S. 27, 134

Doping: Einnahme von leistungssteigernden Substanzen; S. 105, 119, 138

Drobs: Abk. für Drogenberatungsstelle; S. 54, 98

Drug: Dosierung (einer Droge); S. 13 f.

Drug Checking: Drogen-Qualitätskontrolle; S. 52 f., 97 f.

E: Abkürzung für Ecstasy; S. 36, 122

Ekstase: Sinnesrausch, Begeisterung, Verzückung; S. 39 f., 126

Energy Drinks: Getränke mit anregender Wirkung; S. 114 f., 135, 137, 139

Entaktogene: Klassifizierung von Drogen, die eine Berührung mit dem Inneren ermöglichen; S. 19, 36, 132

Ephedra: Pflanze mit anregender Wirkung; S. 135 f., 138 f.

Ephedrin: Wirkstoff in Ephedra; S. 135, 138
Ephetonin: synthetisch gewonnenes Ephedrin; S. 138
Ethylalkohol: Alkohol; S. 101
Euphorie: gesteigertes Wohlbefinden; S. 118, 121, 133 f.
Eve: Bezeichnung für MDEA; S. 131
Eve & Rave: Selbstorganisation von Partygängern; S. 10, 53, 73, 98, 108, 127

FDA: Food and Drug Administration, US-amerikanische Lebensmittel- und Drogenbehörde; S. 135
Flash: Blitz, schnell spürbare Drogenwirkung; S. 116
Flashback: Nachhalleffekt eines Drogenrausches; S. 126, 129
Folienrauchen: Inhalieren von Heroin; S. 64, 77, 115 ff., 121

Gabber: schnelle Variante von Techno; S. 105
Glockendüngerling: Psilocybin-haltiger Pilz; S. 142
Glucuronolacton: natürlicher Wirkstoff; S. 114
Goa: Region in Indien; S. 123, 126 f.
Grass: Cannabis-Kraut; S. 111
Guarana: Coffein-haltige Samen eines brasilianischen Baumes; S. 114, 137, 138 f.
Guru: Lehrer, Anführer; S. 39, 126

Halluzinogene: Drogen mit sinnes- und bewußtseinsverändernder Wirkung; S. 19, 36, 53, 64, 112, 123 ff., 128 ff., 142 ff.
Hanf: Nutzpflanze; S. 110 f.
Hangover: Kater; S. 86, 113, 115
Hardcore: schnelle Variante von Techno; S. 105
Harm Reduction: Schadensbegrenzung und Leidensverringerung; S. 99
Haschhunger: Appetit nach dem Cannabis-Konsum; S. 110
Haschisch: Harz, Verarbeitungsform von Cannabis; S. 39, 111

Hemmer: Downers, Stoffe, die dämpfen; S. 36, 107

Hepatitis: Leberentzündung; S. 70, 114, 117

Herbal Ecstacy: Markenname für ein Gemisch natürlicher Wirksubstanzen; S. 134 ff., 140

Heroin: halbsynthetisches Opiat, Droge mit beruhigender und betäubender Wirkung; S. 36, 43, 51, 56, 64, 73, 77, 103 f., 115 ff., 120

Heudüngerling: Psilocybin-haltiger Pilz; S. 142

House: elektronisch erzeugte Musik mit US-Ursprung; S. 39

ICE: hochpotente Methamphetamin-Variante, Crystal; S. 108

illegal: gesetzlich verboten; S. 13, 40, 42 ff., 48 ff., 63, 71 f., 79, 89 f., 108 ff., 117, 127, 129, 131, 142

Imitat: Nachahmung; S. 47, 56

Indikator-Flüssigkeit: chemische Substanz zur Bestimmung von Stoffen; S. 52

Indocyn: Markenname für Psilocybin; S. 142

Industriehanf: wirkstoffarmer Hanf; S. 110

Joint: mit Tabak vermischte Cannabis-Zigarette; S. 111 f.

Kater: Hangover; S. 30, 86, 102, 113

Kawa-Kawa: Rauschpfefferbaum; S. 139

Kavain: anregender wie beruhigender Wirkstoff des Kawa-Kawa-Baumes; S. 139

Ko-Faktoren: mitbestimmende Ursachen; S. 71

Kohlehydrate: organische Verbindungen; S. 101

Koka: Blätter des südamerikanischen Kokastrauches; S. 117 f.

Kokain: Droge mit anregender Wirkung, die aus Koka gewonnen wird; S. 36, 43, 51, 53, 98, 103 ff., 117 ff.

Kultpflanze: Pflanze, die bei religiösen und spirituellen Zeremonien verwendet wird; S. 110

Kulturpflanze: Pflanze, die als Nutzpflanze angebaut wird; S. 117

Lachgas: Narkosemittel; S. 122 f.

legal: gesetzlich erlaubt; S. 35, 43, 89, 134, 141

Lifeline: britische Drogenhilfe-Einrichtung; S. 96

Location: Veranstaltungsort; S. 15, 82

Love Parade: Technoumzug in Berlin; S. 40

LSD: Lysergsäurediethylamid, halbsynthetische Droge mit halluzinogener Wirkung; S. 34, 36 ff., 64, 80, 98, 103, 123 ff., 140, 141 ff.

Magic Mushrooms: Zauberpilze; S. 141

Ma-Huang: chinesische Bezeichnung für Ephedra-Kraut; S. 138

Marihuana: Bezeichnung für Cannabis-Kraut; S. 111, 119

MBDB: Methylbenzodioxolbutanamine, synthetische Droge mit MDMA-ähnlicher Wirkung; S. 31, 35, 53 ff., 132

MDA: Methylendioxyamphetamin, synthetische Droge mit MDMA-ähnlicher Wirkung; S. 31, 35, 41, 46, 53, 68, 131 f.

MDEA: Methylendioxy-N-Ethylamphetamin (MDE, Eve), synthetische Droge mit MDMA-ähnlicher Wirkung; S. 31, 35, 53 f., 131

MDMA: Methylendioxymethamphetamin, Adam, E, Ecstasy, XTC, synthetische Droge mit stimulierender und leicht halluzinogener Wirkung; S. 13, 19 f., 27 f., 31, 34 ff., 45 f., 52 ff., 58, 65, 68, 71 f., 89, 131 ff.

MDOH: Methylendioxy-N-Hydroxyamphetamin, synthetische Droge mit MDMA-ähnlicher Wirkung; S. 31, 35, 132

Meskalin: halluzinogene Droge, die aus dem Peyote-Kaktus gewonnen wird; S. 19, 36, 123, 140

Mikrotabletten: LSD-Pillen; S. 127

Mischkonsum: gleichzeitiger Konsum verschiedener Drogen; S. 8, 28, 30, 58, 62, 64, 69, 87, 100, 108, 113, 144

Modellpsychose: durch Drogen erzeugtes psychisches Krankheitsbild; S. 38

Molekül: kleinste Einheit einer chemischen Verbindung; S. 34 f., 91, 127

Morphin: Opiat, Droge mit beruhigender und betäubender Wirkung; S. 36, 104, 118

motorisch: die Bewegung betreffend; S. 27, 29, 120
Muskatnuß: Pflanze, die den Wirkstoff Safrol enthält; S. 34
Mutterkorn: giftiger Pilz, aus dem LSD synthetisiert wird; S. 123 f.

narkotisierend: betäubend; S. 120, 122, 139
Neurotoxizität: Schädlichkeit von Giften für Nerven- und Hirn-
zellen; S. 69
Neurotransmitter: natürlich vorkommende Substanz im Nervensy-
stem, die Informationen zwischen den Zellen übermittelt; S. 27
Nikotin: Wirkstoff des Tabaks; S. 36, 141
Nirwana: völlige Ruhe, Jenseitsvorstellung im Buddhismus; S. 20
Noradrenalin: Neurotransmitter; S. 27

Opiate: Wirksubstanz des Opium; S. 53
Opium: getrockneter Saft des Schlafmohns; S. 36, 104
oral: über den Mund aufgenommen; S. 27, 69, 106, 112
out of body: außerhalb des Körpers; S. 125

Pappe: Löschpapier mit LSD; S. 127
Paracetamol: Wirkstoff in vielen Arzneimitteln; S. 53
Paranoia: Angstzustand, Verfolgungswahn; S. 30, 32, 60, 113, 122,
126, 129, 132
Party: Fest, Tanzanlaß, hier meist mit House- und Technomusik;
S. 8 f., 15 ff., 22 ff., 32, 53, 60 f., 67 f., 82 ff., 92, 97. 100, 117, 122,
127, 135
Pervitin: Markenname für Methamphetamin; S. 104, 106
Penicillin: Antibiotikum; S. 39
Peyote: Kaktus, der den natürlichen Wirkstoff Meskalin enthält;
S. 19, 36, 124
Phenetylamine: Gruppe von Substanzen, zu denen MDMA, Am-
phetamine und Methamphetamine zählen; S. 34
Phenylpropanolamin: Appetitzügler; S. 135

Placebo: wirkstofffreie Pille; S. 31, 53 f., 57

Plagiat: Nachahmung; S. 47

PMA: Paramethoxyamphetamin, synthetische Droge mit halluzinogener und anregender Wirkung; S. 35

Poppers: organische Nitrite, kurz wirkendes Aufputschmittel; S. 132 f.

Potenz: Stärke, Kraft; S. 19, 139

Pseudo-Ephedrin: chemische Variante von Ephedrin; S. 135

Psilocin: Wirkstoff in Zauberpilzen; S. 142 f.

Psilocybin: halluzinogener Wirkstoff in bestimmten Pilzen; S. 36, 123, 142 f.

Psilos: Psilocybin-haltige Pilze; S. 141 ff.

psychedelische Droge: Substanz, die die Sinneswahrnehmung und das Bewußtsein verändert; S. 126 f, 141

psychoaktiv: auf Psyche einwirkend; S. 34 f., 38, 110, 125, 134 ff.

Psychosen: Gruppe psychischer Erkrankungen; S. 62, 113, 125, 129

Purple Hearts: Name für Aufputschdroge; S. 105

Rauch-Sugar: Heroin für Folienrauchen; S. 116

Rave: to rave – toben, rasen; große Technoveranstaltung; S. 15 f., 19, 22, 25, 39 f., 49, 53, 66, 82

repetitiv: sich wiederholend; S. 15

Sakrament: geweihter Kultgegenstand; S. 39, 100, 125 ff.

Safrol: Wirkstoff in Muskatnuß und Sassafras; S. 34

Sassafras: Pflanze, die den Wirkstoff Safrol enthält; S. 34

Schwarzmarkt: illegaler Markt; S. 47, 49 ff., 57, 89 f., 108, 120, 131

Sinsimilla Grass: kalifornisches Cannabis-Kraut; S. 111

sensorisch: die Sinnesorgane betreffend; S. 27

Serotonin: Neurotransmitter, Substanz, die bei der Übertragung von Nervenimpulsen beteiligt ist; S. 27, 68 f., 134

Set: Erwartung, Einstellung (vor Drogenkonsum); S. 14, 22, 58

Setting: äußere Umstände (des Drogenkonsums); S. 15, 22, 58, 77, 81, 112

Speed: Geschwindigkeit, Beschleunigung, Name für Amphetamine und Methamphetamine; S. 23, 64, 88, 98, 103 ff., 115, 144

Speedball: Mischung aus Heroin und Kokain; S. 120

Speed Freak: Amphetamin-Konsument; S. 105

Spektroskop: Analyse-Instrument; S. 52

spirituell: geistig; S. 19, 32, 78, 125 f., 142

Stimulanzien: anregende Reizmittel; S. 36

STP: «Serenity, Tranquility, Peace», Name für DOM; S. 130

Stroboskop: Blitzlichtgerät; S. 15

Suizid: Selbsttötung; S. 62, 72 ff., 103, 108, 129

Sulfat-Pulver: Amphetamin als Salz; S. 105

synthetisch: künstlich; S. 35 f., 41, 64, 123, 142

synthetisieren: künstlich im Labor herstellen; S. 37, 130 ff.

Tabak: Pflanze, die den Wirkstoff Nikotin enthält; S. 140 f., 142

talk down: herunterreden, beruhigen; S. 62

Taurin: Neurotransmitter; S. 114

Techno: elektronisch erzeugte Musik; S. 15, 22 f., 53, 92, 98, 105, 123, 127

Teonanacatl: Psilocybin-haltiger Pilz; S. 142

THC: Tetrahydrocannabinol, Wirkstoff von Hanf; S. 110 f.

TMA: Trimethoxyamphetamin; synthetische Droge mit halluzinogener Wirkung; S. 35

Toleranz: Gewöhnung an die Wirkungen einer Droge; S. 27, 58, 85, 107, 113, 143

toxikologisch: giftig, schädlich; S. 73 ff.

Toxizität: Giftigkeit, Schädlichkeit; S. 73 ff., 122

Trance: halbbewußter Zustand, Variante von Techno; S. 15, 17, 19, 123, 127

Tranquilizer: Beruhigungsmittel; S. 125

Trip: Reise, Drogenerfahrung; S. 14, 21, 24 ff., 28, 30, 58, 60, 64, 80 ff., 86, 90, 108 f., 126 ff.

turn on, tune in, drop out: anschalten, einstimmen, aussteigen; S. 126

User: Konsument; S. 99

Veitstanz: Erkrankung des Nervensystems; S. 124

Warehouse-Party: Veranstaltung in einer Lagerhalle, Rave; S. 40

XTC: Name für Ecstasy, Adam, E, MDMA; S. 21, 36

Yohimbé: Rinde eines afrikanischen Baumes mit euphorisierender und aphrodisischer Wirkung; S. 139 f.
Yohimbin: natürlicher Wirkstoff der Yohimbé-Rinde; S. 139 f.
Yuppie: Young Urban Professional – junge, städtische, berufstätige Aufsteiger; S. 76, 119

Für Anregungen, Beratung und Unterstützung danken wir:

Marco Bölke, Uwe Dierks, DJ Disko, Rainer Domes (& ecstasy project), Lutz Ehrlich, Carlo Feltrinelli, Silke Gondolf, Jan Grosser, Tommi Grube, Tibor Harrach (Eve & Rave), Fabian Homberg (& Mea Culpa), Sandra Keller, Beat Kraushaar, Alfred von Meysenbug, Potse 130, Manfred Rabes (Büro für Suchtprävention Hamburg), Thomas Räse, Oskar Scheiben («Die WochenZeitung», Zürich), Michael Schöbel, Anita Wasser, Heike Wilhelmi.